Dr. med. Volker Schmiedel

Naturheilkunde
kurz & bündig

- Antworten auf die 163 wichtigsten Fragen
  zu den bewährten Verfahren

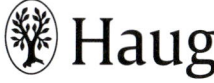 Haug

> *Bibliografische Information der Deutschen Bibliothek*
> Die Deutsche Bibliothek verzeichnet diese Publikation in der Deutschen Nationalbibliografie;
> detaillierte bibliografische Daten sind im Internet über
> http://dnb.ddb.de abrufbar

© 2003 Karl F. Haug Verlag in MVS Medizinverlage Stuttgart GmbH & Co. KG,
Postfach 30 05 04, 70445 Stuttgart

Programmplanung: Dr. Elvira Weißmann-Orzlowski
Lektorat: Susanne Arnold
Umschlaggestaltung: CYCLUS · Visuelle Kommunikation, Stuttgart
Satz: IPa, Vaihingen/Enz
Druck und Verarbeitung: Westermann Druck Zwickau GmbH

www.haug-gesundheit.de

ISBN 3-8304-2087-0   1 2 3 4 5

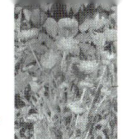

Inhalt

Vorwort 11

Einleitung

Was ist Naturheilkunde? 14
Welche naturheilkundlichen Diagnostik- und Therapieverfahren gibt es? . 14
Was kann Naturheilkunde bewirken und was nicht? 15
Was müssen Sie als Patient leisten? 15
Ist die Naturheilkunde besser als die Schulmedizin? 16
Welche rechtlichen und wirtschaftlichen Aspekte sind wichtig? 16
Was können Sie tun, wenn die Kostenübernahme einer Behandlung
   von Ihrer Krankenkasse verweigert wird? 17

Naturheilkundliche Verfahren

Was ist Akupunktur? 20

Was ist Akupressur? 22

Was sind ausleitende Verfahren? 23
Was ist eine Schröpftherapie? 25
Was ist eine Blutegelbehandlung? 26
Was ist ein Aderlass? 27
Was versteht man unter Baunscheidt-Verfahren? 28
Was ist ein Cantharidenpflaster? 29

Was ist Ayurveda? 31

Was ist Bach-Blüten-Therapie? 33

Was sind bioelektronische Therapien? 36
Was versteht man unter Bioresonanztherapie? 36
Was ist Elektroakupunktur nach Voll (EAV)? 38
Was ist die Regulationsthermographie? 39

Was ist Eigenbluttherapie? 40

Was ist Eigenharntherapie? 41

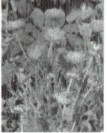

Was versteht man unter Ernährungstherapie? 42
Was versteht man unter Vollwertkost? 46
Was versteht man unter Rohkost? 49
Was ist vegetarische Ernährung und welche Formen gibt es? 50
Was ist Hay'sche Trennkost? 51
Was versteht man unter makrobiotischer Ernährung? 51

Was ist Heilfasten? 52
Was ist die Ausleitung über den Darm? 53

Was ist Homöopathie? 55
Was ist die Biochemie nach Schüßler? 59
Was sind Nosoden? 60
Was ist Spagyrik? 60

Was ist Mikrobiologische Therapie? 61

Was ist Nährstofftherapie (orthomolekulare Medizin)? 63

Was ist Neuraltherapie? 67

Was ist Ordnungstherapie? 71

Was ist Pflanzenheilkunde? 75

Was sind Physikalische Therapien? 77
Was ist die Kneipp'sche Hydro- und Thermotherapie? 77
Wie wirken bewegungstherapeutische Verfahren? 81
Was ist Manuelle Medizin (Chirotherapie)? 83
Was ist Massage? 85
Was ist Elektro- und Ultraschalltherapie? 86
Was ist Phototherapie? 87
Was ist Balneotherapie? 88
Was versteht man unter Klimatherapie? 89

Was ist Reflexzonentherapie am Fuß? 91

**Was versteht man unter Sauerstofftherapie,
   Ozontherapie und HOT?** 93
Was ist Sauerstofftherapie? 93
Wie wirkt die Ozontherapie? 94

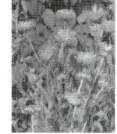

Was sind Entspannungsverfahren? 95
Was ist Atemtherapie? 95
Was ist Autogenes Training? 96
Was ist Muskelentspannungstraining? 98
Was ist Yoga? 98

Beschwerden und Behandlung

Herzerkrankungen 102

Herzmuskelschwäche 102
Koronare Herzkrankheit 102
Herzrhythmusstörungen 103
Funktionelle Herzbeschwerden 104

Kreislauferkrankungen 104
Bluthochdruck 104
Niedriger Blutdruck 105
Arterienverkalkung 105
Arterielle Verschlusskrankheit der Beine 106
Schlaganfall 106
Krampfadern, chronische Durchblutungsstörungen der Venen,
    Unterschenkelgeschwür 107
Lymphödem 108

Erkrankungen der Atemwege 108
Schnupfen 108
Bronchitis 109
Lungenentzündung 109
Nasennebenhöhlenentzündung 110
Asthma bronchiale 110
Mandelentzündung 111
Mittelohrentzündung 111

Erkrankungen im Magen-Darm-Trakt 112
Magenschleimhautentzündung 112
Magen-Darm-Geschwür 112
Akute Magen-Darm-Entzündung 113
Colitis ulcerosa, Morbus Crohn 113

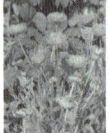

Reizdarm 114

Blähsucht 114

Durchfall 115

Verstopfung 115

Hämorrhoiden 116

Leber- und Gallenerkrankungen 116

Gallensteine 116

Hepatitis 117

Fettleber 117

Erkrankungen des Harnsystems 118

Nierenentzündung 118

Harnblasenentzündung 118

Nierensteine 118

Chronische Niereninsuffizienz 119

Erkrankungen der Geschlechtsorgane 119

Prostatavergrößerung 119

Prostatitis 119

Sexuelle Funktionsstörungen 120

Sterilität 120

Menstruationsbeschwerden 120

Fluor 121

Klimakterische Beschwerden 121

Mastodynie 122

Stoffwechselerkrankungen 122

Zuckerkrankheit 122

Schilddrüsenvergrößerung 123

Über-/Unterfunktion der Schilddrüse 123

Gicht 124

Übergewicht 124

Fettstoffwechselstörungen 125

Erkrankungen des Bewegungsapparates 125

Rheuma 125

Morbus Bechterew 126

Arthrose 126

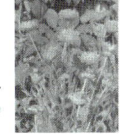

Osteoporose 127
Rückenschmerzen 127
Schulter-Arm-Syndrom 128
Muskelprellung, Muskelkater 128

Erkrankungen des Nervensystems 129
Migräne 129
Polyneuropathie, Neuralgie 129
Morbus Parkinson 130
Ohrensausen 130
Schwindel 130

Erkrankungen der Haut und Hautanhangsorgane 131
Akne, Seborrhö 131
Schuppenflechte 131
Neurodermitis 132
Warzen 132
Pilzerkrankungen 133
Insektenstiche 133

Infektionen 134
Bakterielle Infektionen 134
Virusinfektionen 135

Seelische Erkrankungen 135
Depression 135
Schlafstörungen 136
Angst 136
Sucht/Drogenabhängigkeit 137
Konzentrationsstörungen 137
Vegetative Dystonie 137
Schmerzen 138

Fieber 139

Krebs 139

Allergische Erkrankungen 140

Schwangerschaft und Geburt 141
Schwangerschaftserbrechen 141

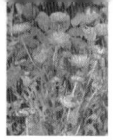

Geburtserleichternde Maßnahmen 141

Milchbildungsstörungen 142

Milchdrüsenentzündung 142

Kindliche Erkrankungen 143

Allgemein 143

Milchschorf 143

Windeldermatitis 144

Einnässen 144

Schlafstörungen 144

Unruhe, Aggressivität 145

Appetitlosigkeit/Essunlust 146

Wachstumsstörung 146

Lernschwierigkeiten 146

Krankheiten im Alter 147

Weiterführende Literatur 148

Über den Autor 151

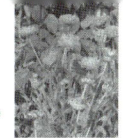

Vorwort

Zahlreichen Umfragen zufolge wünschen sich mehr als 80 % der Bevölkerung, von ihrem Hausarzt auch mit naturheilkundlichen Mitteln behandelt zu werden. Auch die Ärzte sind immer mehr interessiert, naturheilkundliche Therapien in ihr Behandlungsrepertoire einzubauen. Die ökonomischen (wie die Finanznot der Krankenkassen) und die gesundheitspolitischen Rahmenbedingungen (wie die „Naturheilkundefeindlichkeit" offizieller Stellen) verheißen jedoch nichts Gutes.

Wenn Patienten naturheilkundliche Diagnostik und Therapie wünschen, so werden sie diese Leistungen vermutlich mehr und mehr privat „kaufen" müssen (IGeL-Leistungen bei Ärzten, Heilpraktikern, Privat-Kliniken), oder sie greifen zu den Mitteln der Selbstbehandlung.

Dieses Buch will Ihnen die wichtigsten Grundlagen der einzelnen Therapieverfahren und stichwortartig Hinweise zur Behandlung häufiger Erkrankungen geben. Es kann und soll weder ein Kneipp'sches Handbuch noch einen Neurodermitis-Ratgeber ersetzen. Sie sollen aber praktisch umsetzbare Tipps erhalten.

● Bei welchen Methoden lohnt es sich mit meiner Erkrankung näher hinzuschauen?
● Mit welchen Wirkungen (und Nebenwirkungen) ist zu rechnen?
● Was kann ich (beispielsweise bezüglich Ernährung oder Bewegung) schon einmal selbst tun?

Diese und weitere Fragen können Sie sich mit diesem Buch selbst beantworten. Wenn Sie mehr über das faszinierende Gebiet der Naturheilkunde erfahren möchten, so können Sie sich im „Handbuch Naturheilkunde" noch viel ausführlicher über die einzelnen Methoden und Therapien bei verschiedenen Krankheiten informieren.

Sollten Beschwerden unter einer Selbstbehandlung nicht besser oder gar schlimmer werden, so zögern Sie bitte nicht zu lange, professionelle Hilfe aufzusuchen!

Dieses Buch ist nach aktuellem Wissen und mit bestem Gewissen geschrieben. Das Wissen in der Medizin – so sagt man – verdoppelt sich alle 10 Jahre. Auch in der „alten" Naturheilkunde kommt ständig neues Wissen hinzu, nicht

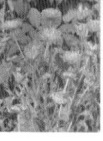

Bewährtes muss verworfen werden. „Der Goldstandard von heute ist der Kunstfehler von morgen – und umgekehrt!" heißt es so treffend. In der Naturheilkunde ist die „Halbwertzeit des Wissens" aber nicht ganz so kurz wie in der Schulmedizin. Die Kneipp'schen Grundprinzipien galten vor 200 Jahren und sie gelten auch heute noch. Die Verläufe der Akupunkturmeridiane haben sich beim Menschen in den letzten 5000 Jahren auch nicht geändert. Auch wenn sich einiges ändert – Sie können davon ausgehen, dass Sie von diesem Buch lange etwas haben.

Viel Spaß bei der Lektüre und viel Erfolg bei der naturheilkundlichen Behandlung!

Dr. Volker Schmiedel

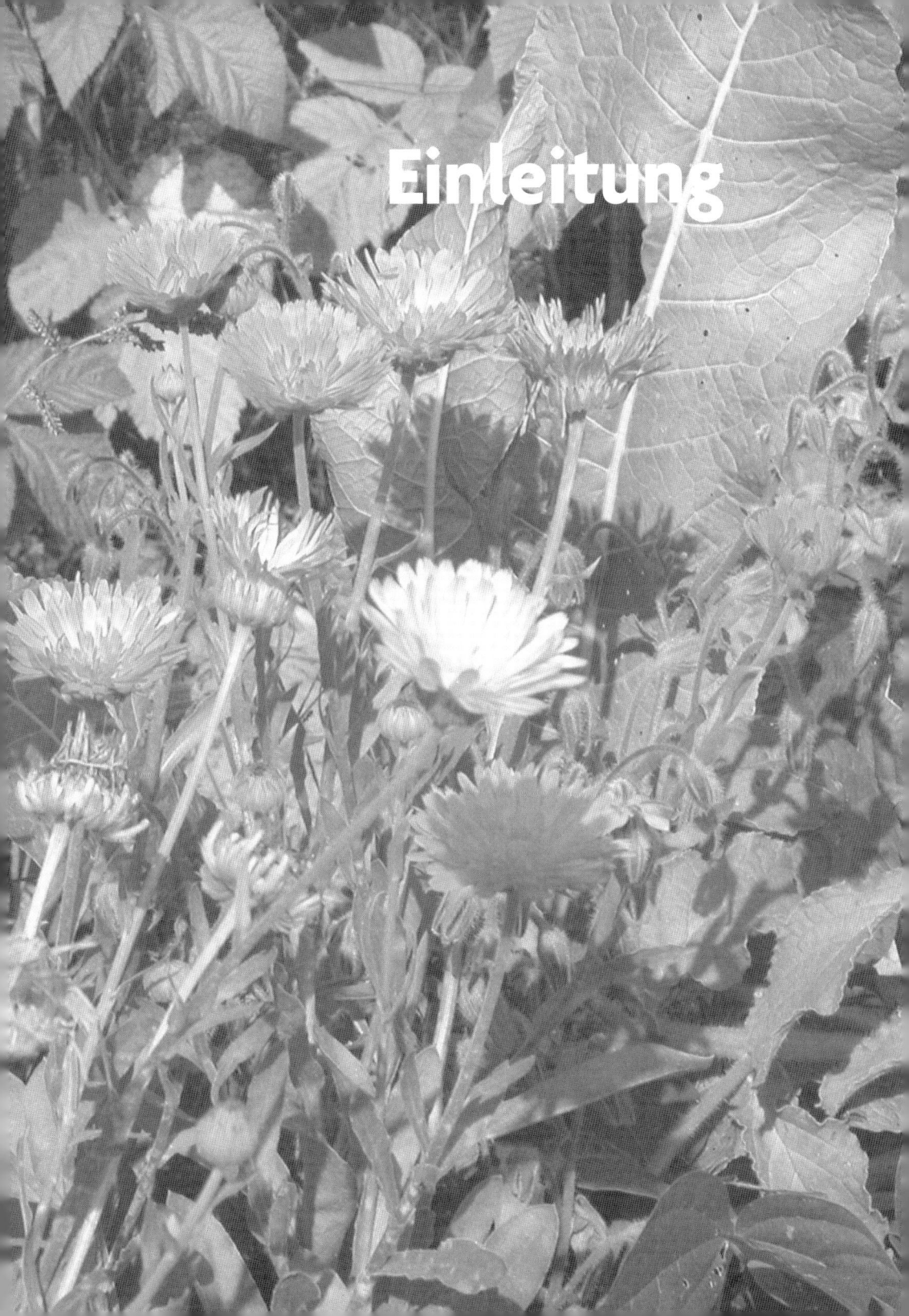

Einleitung

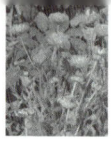

Was ist Naturheilkunde?

Die Naturheilkunde, unter der alle dasselbe verstehen, gibt es eigentlich gar nicht – es existiert keine präzise, einheitliche Definition. Dieser Tatsache sollte man sich stets bewusst sein, wenn von Naturheilkunde die Rede ist.

Zur Naturheilkunde gehören die Naturheilverfahren und ganzheitliche diagnostische Methoden sowie die zugrunde liegenden theoretischen Erklärungsmodelle. Naturheilverfahren sind medizinische Heilverfahren (überwiegend natürlichen Ursprungs), die der Vorbeugung, Linderung oder Heilung von Krankheiten dienen, wobei die selbstregulierenden Kräfte des Organismus angesprochen werden.

Beispiel: Bei einem kalten Knieguss benutzen Sie ein natürliches Heilmittel (kaltes Wasser) und regen die Selbstregulation der Gefäßspannung an (nach einem Zusammenziehen der Gefäße durch die Kälte kommt es zu einer reaktiven Weitstellung).

Welche naturheilkundlichen Diagnostik- und Therapieverfahren gibt es?

Naturheilkundliche Therapeuten bieten mittlerweile eine unüberschaubare Fülle von Verfahren an, die einer ganzheitlichen, natürlichen Diagnostik und Therapie dienen sollen. Viele Verfahren haben darüber hinaus „Spezialdisziplinen" entwickelt, die sich teilweise zu eigenständigen Verfahren entwickelt haben und deren Anwender mitunter von den Anwendern des ursprünglichen „klassischen" Verfahrens heftig bekämpft werden.

Beispiel: In der Homöopathie gibt es nicht nur die klassische Richtung, sondern u.a. noch Komplexmittelhomöopathie, Antihomotoxikologie, Nosoden, Spagyrik und Biochemie nach Schüßler.

All dies trägt nicht gerade zur Verbesserung der Übersichtlichkeit bei. In diesem Buch werden alle diese Verfahren kurz und bündig erklärt.

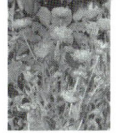

Was kann Naturheilkunde bewirken und was nicht?

Naturheilkundliche Therapieverfahren haben meist eine regulierende Wirkung, d. h. es wird ein Reiz gesetzt, der vom Organismus mit einer Gegenreaktion beantwortet wird. Diese Gegenreaktion bewirkt gleichzeitig eine Linderung von Beschwerden oder gar eine Ausheilung der Krankheit.

Gute Therapieerfolge kann man also bei allen funktionellen Störungen erwarten.

Krankheiten mit guten Behandlungsmöglichkeiten durch Naturheilverfahren (Beispiele)

- Entzündungen
- Verschiedene Stoffwechselstörungen (z. B. Diabetes mellitus Typ II = Alterszuckerkrankheit)
- Störungen des Immunsystems (z. B. Allergien, rheumatische Erkrankungen)

Krankheiten mit begrenzten Behandlungsmöglichkeiten durch Naturheilverfahren (Beispiele)

- Arthrose in fortgeschrittenem Stadium
- Arteriosklerotische Veränderungen der Gefäße
- Bestimmte Stoffwechselstörungen (z. B. Diabetes mellitus Typ I = jugendliche Zuckerkrankheit)

Bei all diesen Erkrankungen kann Naturheilkunde aber unterstützend – und teilweise mit sehr guten Erfolgen – eingesetzt werden.

Was müssen Sie als Patient leisten?

Ihre Mitarbeit ist für den Erfolg naturheilkundlicher Therapien von großer Bedeutung. Ein herkömmliches Medikament muss von Ihnen „nur" nach Anweisung des Arztes eingenommen werden. Maßnahmen wie Ernährungsänderungen, regelmäßige Bewegungstherapie oder gar eine so einschneidende Therapie wie das Heilfasten erfordern nicht nur Ihr Verständnis für die Notwendigkeit der empfohlenen Therapie, sondern einen teilweise beachtlichen persönlichen Einsatz.

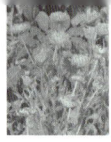

Ist die Naturheilkunde besser als die Schulmedizin?

Die Frage, ob die Schulmedizin oder die Naturheilkunde die bessere Medizin ist, stellt sich in dieser Form nicht. Die Frage lautet vielmehr, bei welcher Krankheit und bei welchem Patienten zu welchem Zeitpunkt naturheilkundliche oder schulmedizinische Behandlungsverfahren angebracht sind – mitunter kann es auch sinnvoll sein, das eine zu tun, ohne das andere zu lassen. Eines Tages wird es vielleicht eine Medizin geben, in der beide medizinischen Systeme gleichberechtigt nebeneinander stehen – nicht gegeneinander kämpfend, sondern sich zum Wohle des Patienten ergänzend.

Welche rechtlichen und wirtschaftlichen Aspekte sind wichtig?

Das deutsche Gesundheitswesen sieht vor, dass nur notwendige und ausreichende medizinische Leistungen im Erkrankungsfall von den Krankenkassen übernommen werden.

Verfahren wie Pflanzenheilkunde und Homöopathie sind prinzipiell erstattungsfähig, werden vom Arzt aus Budgetgründen allerdings nicht mehr gern verordnet. Vitamine und Mineralstoffe sind bei nachgewiesenem Mangel erstattungsfähig (was nicht immer einfach nachzuweisen ist), zur Vorbeugung oder Therapie werden sie aber in der Regel nicht verordnet.

Behandlungen mit so genannten alternativ-medizinischen Methoden müssen dann erstattet werden, wenn die schulmedizinischen Maßnahmen bereits erfolglos versucht worden ist und begründete Aussicht besteht, dass das alternative Verfahren hilft. Dennoch gibt es bei den verschiedenen gesetzlichen und privaten Kassen unterschiedliche Gepflogenheiten, sogar verschiedene Sachbearbeiter einer Versicherung entscheiden Eingaben manchmal unterschiedlich.

Die Kostenübernahme hängt auch vom jeweiligen Verfahren ab. So werden Behandlungen aus den Bereichen Homöopathie, Akupunktur oder Phytotherapie meist übernommen, während „exotischere" Verfahren wie die Bioresonanz bei den Kassen meist auf Ablehnung stoßen.

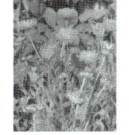

Was können Sie tun, wenn die Kostenübernahme einer Behandlung von Ihrer Krankenkasse verweigert wird?

Für den Behandlungsfall ist es wichtig, sich vor Therapiebeginn mit dem behandelnden Arzt über die vorgesehenen Maßnahmen zu verständigen und bei unklarer Kostenübernahme die Krankenkasse vorher zu kontaktieren. Sollte dann keine Kostenübernahme erfolgen, so genügt oft der Verweis auf Musterurteile oder die gängige Praxis anderer Krankenkassen. Meist kann Ihr Arzt Sie dabei beraten. Bei den Bundesverbänden der Krankenkassen erhalten Sie Informationen, welche Kosten üblicherweise von anderen Kassen übernommen werden. Verhandeln Sie mit Ihrem Sachbearbeiter bei der Krankenkasse freundlich aber bestimmt, oft wird auf dem Kulanzweg ein Kostenübernahmeantrag positiv entschieden, besonders beim Hinweis auf einen möglichen Wechsel zu einer anderen Krankenkasse.

Sollten Sie an einer chronischen Krankheit leiden, gibt es möglicherweise eine Selbsthilfeorganisation, die Erfahrungen mit Kostenübernahmeproblemen und Musterprozessen hat.

Wenn Ihre Krankenkasse alle Argumente ignoriert, so ist durchaus der Rechtsweg zu erwägen – was allerdings Zeit und Nerven kostet und ein gewisses finanzielles Risiko bedeutet. In jedem Falle kann es wichtig werden, die Behandlung mit einem alternativ-medizinischen Verfahren ausreichend dokumentiert zu haben. Ihr behandelnder Arzt sollte deswegen Verlaufskriterien aufstellen (Laborbefunde, Fotos etc.), die im Zweifelsfalle als Belege der Wirksamkeit vorgelegt werden können.

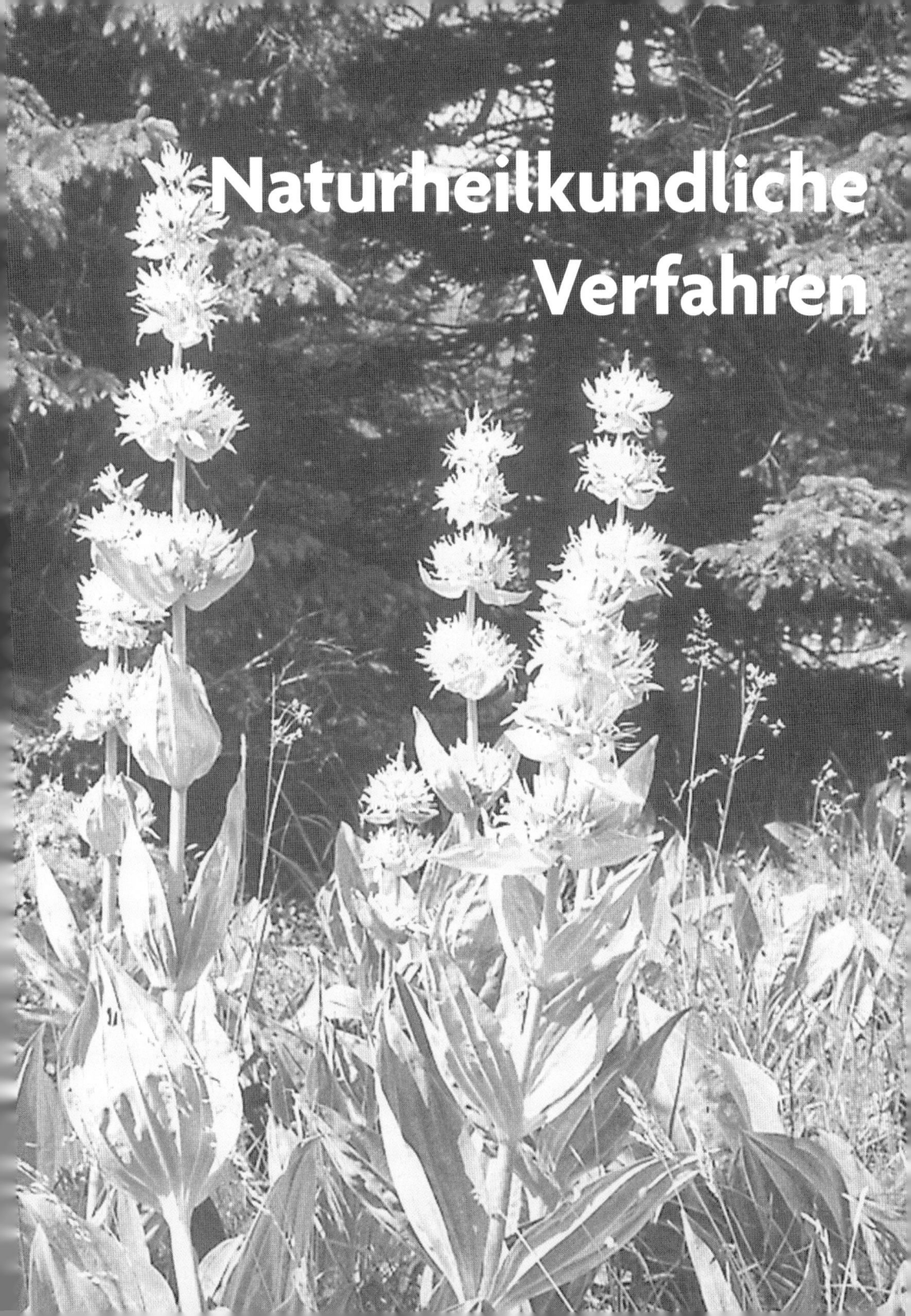

Naturheilkundliche Verfahren

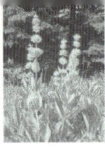
Was ist Akupunktur?

Die Akupunktur (lat. acus = Nadel, pungere = stechen) ist eine Heilweise der alten chinesischen Tradition, bei der mit Gold-, Silber- oder Stahlnadeln bestimmte „Akupunkturpunkte" angestochen werden. Diese Punkte wurden über viele Jahrhunderte aus der Erfahrung gefunden und werden bestimmten Organen oder auch Körperfunktionen zugeordnet.

Energetisch oder organisch zusammengehörige Punkte sind durch so genannte „Meridiane" miteinander verbunden (Abb. 1). Dies sind gedachte Längslinien durch den Körper, denen eine bestimmte energetische Eigenschaft zugesprochen wird, die jedoch keine bekannten anatomischen Korrelate haben. Die Meridiane werden als Energielinien verstanden, über die lebenserhaltende Energie (chinesisch „Chi") in stetem Fluss durch den Körper strömt. Krankheit beruht demnach auf einem gestörten Energiefluss, der durch das Einstechen von Nadeln an den Akupunkturpunkten normalisiert wird.

Hierbei ist ein Zuviel an Energie ebenso möglich wie ein Zuwenig. Ein Überflusszustand von Energie, Körperausscheidungen oder Aktivität wird als „Yang-Zustand" bezeichnet, einen Mangelzustand nennt man „Yin-Zustand". Beide werden mit bestimmten Eigenschaften auf anderen Ebenen verbunden. Gesundheit ist ein dynamischer Balancezustand zwischen Yin und Yang. Die Akupunktur vermag je nach Art des Stechens einen Energieüberfluss abzuleiten wie auch die Bildung mangelnder Energie anzuregen.

Die Akupunktur ist in der traditionellen chinesischen Medizin (TCM) keine isoliert verwendete Therapieform, sondern nur ein Teil der Heilkunst, zu der auch innere Therapien (beispielsweise mit pflanzlichen Mitteln) gehören.

Welche Formen der Akupunktur gibt es?

Grundsätzlich wird die Körperakupunktur von der Ohrakupunktur unterschieden. Letztere beruht auf der Annahme, dass der gesamte Organismus auch über das Ohr beeinflussbar ist, d.h. dass ein „Abbild" des Körpers im Ohr vorliegt.

Sonderformen der Akupunktur sind beispielsweise.:

● Moxibustion: Kombinierte Phyto- und Wärmetherapie, bei der Moxa (getrocknetes Beifuß- oder Wermutkraut) verbrannt wird.

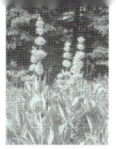

- Lasertherapie: Lasergeräte können als Nadelersatz zur Bestrahlung der Akupunkturpunkte verwendet werden.
- Akupressur: Man verwendet die gleichen Punkte wie in der Akupunktur, nur erfolgt hier die Reizung durch Druck und Massage.

Wie wirkt die Akupunktur?

Die örtlichen Effekte der Akupunktur beruhen auf der Einwirkung auf die vegetativen und sensiblen Nervenfasern in der Haut. Ferner werden an den Einstichstellen Reaktionen der Blutgefäße (z. B. Rötungen) und im Blut veränderte Hormonspiegel (wie Endorphine, körpereigene Morphin-ähnliche Substanzen) gefunden. Eine reflexbezogene Wirkungsweise über einen entsprechenden Meridian auf innere Organe oder bestimmte Körperfunktionen wird ebenfalls angenommen.

Was erwartet Sie bei der Akupunktur?

Im Gespräch wird Ihr Therapeut zunächst ermitteln, welche Beschwerden vorliegen, welche Konstitution Sie aufweisen und welche Diagnose den Beschwerden zugrunde liegen könnte. Die Diagnostik wird durch die körperliche Untersuchung und gegebenenfalls auch weiterführende Verfahren unterstützt. Schließlich legt der Therapeut ein Programm der zu stechenden Punkte fest.

Wann ist die Akupunktur sinnvoll?

Mit der Akupunktur können grundsätzlich nur funktionelle Störungen beseitigt werden, keine organisch manifesten. Als lindernde Maßnahme ist sie jedoch auch bei vielen organischen Erkrankungen wirksam. Bewährte Indikationen sind:
- Schmerzzustände wie Kopfschmerzen, Migräne, Schmerzsyndrome bei Tumoren
- Störungen des Bewegungsapparates
- Verdauungsbeschwerden: Blähsucht, Reizdarmsyndrom, Verstopfung oder Durchfall
- Herz und Kreislauf: Funktionelle Herzbeschwerden, zu hoher oder zu niedriger Blutdruck
- Gynäkologische Erkrankungen: Menstruations- und Schwangerschaftsstörungen, Geburtserleichterung
- Suchterkrankungen: Raucherentwöhnung

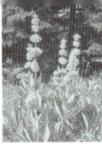

Welche Nebenwirkungen und Risiken gibt es?

Die Einstiche der Akupunkturnadeln können an manchen Körperstellen etwas schmerzhaft sein. Auch treten im Stichbereich gelegentlich Rötungen, Brennen und Schweißausbruch auf.

Bei empfindlichen Personen kann es zu Kollapsreaktionen kommen, sodass meist im Liegen behandelt wird.

Wann sollte die Akupunktur nicht angewendet werden?

Strenge Gegenanzeigen bestehen nicht, jedoch sollte die Akupunktur bei manifesten Organerkrankungen (z. B. Krebs) nur ergänzend eingesetzt werden und keinesfalls die erforderliche konventionelle Therapie verzögern. Auch bei schweren psychischen Erkrankungen sollte mit großer Vorsicht behandelt werden. Ebenso sind bei einer Schwangerschaft bestimmte Punkte zu meiden, die vorzeitige Wehen auslösen könnten.

Was ist Akupressur?

Fast 3000 v. Chr. entdeckten die Chinesen, dass die Druckbehandlung bestimmter Hautareale zu Schmerzlinderung führt und auch Wirkungen an Organen zeigt. Die speziellen Punkte an der Körperoberfläche wurden gesammelt und überliefert. Erst später wurden sie auch mit Nadeln behandelt, was zur Akupunktur führte.

Wer kann mit Akupressur behandeln?

Die Akupressur eignet sich zur Selbstbehandlung. Eine Art Akupressur betreiben viele Menschen ohnehin, die z. B. Schulterschmerzen instinktiv mit Druck der eigenen Fingerspitzen unter kreisenden Bewegungen zu lindern versuchen.

Wann ist Akupressur sinnvoll und wann sollte sie nicht angewendet werden?

Die Akupressur ist bei einfachen körperlichen und psychischen Beschwerden wie Kopfschmerzen, Verspannungen, leichten Sportverletzungen, Übelkeit, Er-

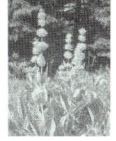

schöpfung oder Nervosität einsetzbar. Gute Erfolge werden auch bei der Behandlung von Kindern erzielt.

Sie ersetzt keinesfalls eine ärztliche Behandlung, kann aber bei leichten Erkrankungen genügen. Folgende Punkte bzw. Bereiche sollten unter bestimmten Umständen nicht behandelt werden:

- Bei schweren internistischen Erkrankungen nicht die Leib- und Unterleibspunkte behandeln
- Im Halsbereich nur mit leichtem Druck arbeiten
- Wunden nicht direkt berühren
- Frische Narben nicht reizen oder spreizen
- Im Bereich von Tumoren oder Infektionen nicht behandeln
- Während der Schwangerschaft nicht die Hormonpunkte behandeln (→ Schwangerschaft)

Stets vorsichtig beginnen, langsam und gleichmäßig drücken, keinesfalls gewaltsam arbeiten.

Was sind ausleitende Verfahren?

Unter ausleitenden Verfahren (oder Aschner-Verfahren) versteht man Therapieformen, die gezielt eine Ausscheidung „krankheitserzeugender Stoffe" fördern. Zu ihnen zählen unter anderen die Schröpftherapie, die Blutegelbehandlung, der Aderlass, das Ausleiten über den Darm und die Niere sowie verschiedene weitere hautreizende Methoden.

Historische Grundlage der ausleitenden Verfahren ist die Lehre der Humoralpathologie aus dem Altertum. Sie verstand Krankheit als Störung in der Balance der Körpersäfte Blut, Schleim, gelbe und schwarze Galle. Mit diesen Säften wurden die Elemente Erde, Feuer, Wasser und Luft wie auch besondere Wesenseigenschaften des Menschen in Verbindung gebracht (z. B. galliger Typ, Choleriker bei Vorherrschen des Gallensaftes).

Mittels diätetischer Maßnahmen versuchte man die Entstehung giftiger Substanzen zu verhindern, durch Maßnahmen zur Förderung der Ausscheidung über die Haut sollten sie beseitigt werden. Hieraus entstand der Begriff „ausleitende Verfahren".

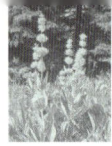

Eine Systematisierung erfuhren die ausleitenden Verfahren Anfang dieses Jahrhunderts durch B. Aschner, nach dem die heute verwendeten Verfahren auch „Aschner-Verfahren" genannt werden.

Wie wirken ausleitende Verfahren?

Aschner-Verfahren sind unspezifische Reiztherapien, die Selbstregulierungsvorgänge des Körpers in Gang setzen, z. B. durch einen Aderlass bei Bluthochdruck. Sie können auch örtliche Veränderungen des Gewebes beeinflussen.

Als systemische Wirkungen werden eine allgemeine Immunstimulation sowie – über die Reflexpunkte – organbezogene Effekte angenommen. Lokale Wirkungen der Aschner-Anwendungen sind ein verbesserter Bindegewebsstoffwechsel sowie eine vermehrte Ausscheidung von entzündungs- und schmerzvermittelnden Substanzen. Dementsprechend werden sie meist auf Reflexpunkte oder auf lokal veränderte Hautareale appliziert.

Wer kann mit ausleitenden Verfahren behandeln?

Die ausleitenden Verfahren sollten grundsätzlich von erfahrenen Therapeuten durchgeführt werden. Allgemein anerkannte Leistungsnachweise für Therapeuten gibt es jedoch nicht, ebenso keine zertifizierten Kurse.

Wann können ausleitende Verfahren eingesetzt werden?

Die Indikationen der Aschner-Verfahren sind sehr vielfältig und umfassen z. B. Gefäßerkrankungen, Stoffwechselstörungen, Erkrankungen innerer Organe (soweit diese einer Reflextherapie zugänglich sind), funktionelle Beschwerden, Schmerzzustände und Erkrankungen des Bewegungsapparates.

Welche Gegenanzeigen und Risiken bestehen?

Bei sachgerechter Anwendung und Beachtung der Gegenanzeigen sind die ausleitenden Verfahren risikoarm. Folgende Gegenanzeigen sind zu beachten:

- Aderlässe: Blutungsneigung (gilt auch für Blutegelbehandlung und blutiges Schröpfen), Blutarmut, Schwächezustände und Neigung zu niedrigem Blutdruck.
- Hautreizende Verfahren: Entzündliche und allergische Hautleiden, fieberhafte Erkrankungen und offene Wunden. Wegen der Verwendung von Reiz-

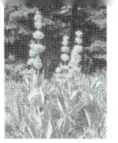

substanzen sind – nicht nur, aber besonders bei unsachgemäßer Behandlung – allerdings Narbenbildungen, Fehlpigmentierungen und allergische oder toxische Hautreaktionen nicht auszuschließen.

Was ist eine Schröpftherapie?

Das Schröpfen ist eine uralte Therapieform. Darstellungen von Schröpfgläsern sind bereits aus dem alten Ägypten überliefert.

Grundsätzlich unterscheidet man zwischen trockenem und blutigem Schröpfen.

Beim trockenen Schröpfen wird auf bestimmte Hautareale (meist des Rückens) jeweils ein Glas gesetzt und aus diesem die Luft abgesaugt (durch einen Saugballon oder vorheriges Erwärmen der Luft im Glas). Durch den Unterdruck bildet sich ein lokaler Bluterguss, der vom Körper abgebaut werden muss und dadurch einen Reiz darstellt.

Beim blutigen Schröpfen wird die Haut vorher mit einer Lanzette eingeritzt, sodass es zum Austritt von Blut kommt. Neben dem Gewebereiz tritt also auch noch der Effekt des Aderlasses ein.

Wo wird die Schröpftherapie eingesetzt?

Die Schröpftherapie wird bei vielen inneren Erkrankungen mit Bezug auf Reflexzonen verwendet. Häufigste Indikationen sind die folgenden:

- Rückenschmerzen
- Niedriger Blutdruck und ständige Müdigkeit
- Funktionelle Herzbeschwerden
- Bei akuten und chronischen Bronchialinfekten, Asthma bronchiale
- Lokal: Durchblutungssteigerung von Haut, Unterhaut und Bindegewebe
- Lokal: Rheumatische Erkrankungen, Osteoporose und schmerzhaft verspannte Muskulatur

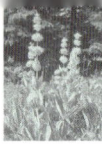

Was ist eine Blutegelbehandlung?

Der Blutegel wurde schon seit Jahrtausenden zu therapeutischen Zwecken verwendet. Wie beim Aderlass hat man diese Therapie aber in den letzten Jahrhunderten oft maßlos übertrieben, was schließlich eine Ursache für das Verschwinden der Methode und des in Mitteleuropa praktisch ausgerotteten Blutegels war.

Bei einer Blutegelbehandlung werden die Egel einzeln auf akut entzündete Hautareale gesetzt, wo sie ca. 10–40 Minuten lang Blut ansaugen und dabei eine Vielzahl von entzündungshemmenden und gerinnungsaktiven Substanzen freisetzen, z. B. Hirudin. Auf diese wird die besondere Wirkung der Blutegel gegen Entzündung und Blutgerinnung zurückgeführt.

- Die Blutegel werden auf einem normalen Rezept verordnet und beim Apotheker bestellt.
- Die Blutegel-Applikation erfordert in der Praxis einige Zeit, Geduld und Ruhe. Sie müssen sich einen ganzen Tag Zeit nehmen, dürfen nur wenig getrunken haben und sollten mit leerer Blase erscheinen.
- Sie spüren nur kurz den Biss.
- Je nach Indikation und Ort sollten 2 bis 12 Tiere anbeißen.
- Die Egel brauchen für ihre Arbeit Ruhe und Halbdunkel. Sie fallen nach einer Saugzeit von 10–40 Minuten ab, wenn sie sich voll gesogen haben.
- Aus der Wunde soll nun über Stunden Blut und Lymphe nachsickern, was einem verlängerten Aderlass entspricht – diese Reaktion ist erwünscht.
- Nach etwa 7 Stunden, meist abends, wird ein Verband mit viel saugfähiger Watte angelegt. Bis dahin müssen Sie liegen.
- Nach 24 Stunden wird ein erster Verbandswechsel durchgeführt, nach ca. 1 Woche kann die Stelle wieder gewaschen werden.
- Bei zu starkem Nachbluten wird Blut stillende Watte auf die Wunde aufgelegt.

Wo wird die Blutegelbehandlung eingesetzt?

Hauptanzeigen der Blutegeltherapie sind:

- Venöse Erkrankungen: akute Thrombophlebitis, Krampfadern, postthrombotisches Syndrom, Phlebothrombose
- Akuter Gichtanfall
- Infektionen: Gesichtsfurunkel, Phlegmone und infizierte Insektenstiche

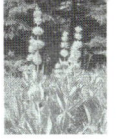

Weitere Anwendungsgebiete:

- Akute und chronische Otitis media (Mittelohrentzündung)
- Angina pectoris bei vollblütigen Patienten
- Arterielle Hypertonie (Bluthochdruck)
- Hämorrhoidalsyndrom und Analthrombose
- Wundheilungsstörungen durch postoperativen Lymphstau oder infizierte Wunden

Welche Nebenwirkungen können auftreten?

- Zu starke Nachblutungen
- Bei Tieren, die aus Zuchtanstalten geliefert werden, besteht kein Risiko einer Infektionsübertragung auf den Menschen

Wann dürfen Blutegel nicht angewendet werden?

- Gerinnungsstörungen (z. B. Bluter, Marcumar-Therapie)
- Hauterkrankungen an den Applikationsorten
- Manche Formen der arteriellen Verschlusskrankheit, z. B. bei Diabetes

Was ist ein Aderlass?

Die Aderlasstherapie ist das klassische „Blut entziehende Verfahren". Sie wurde in sehr vielen Kulturen auch schon im Altertum angewendet.

Heute wird sie bei bestimmten Erkrankungen auch in der etablierten Medizin angewendet, mehr aber noch in der Naturheilmedizin. Beim therapeutischen Aderlass werden ca. 1–2-mal/Woche 100–150 ml venöses Blut entnommen.

Wann ist ein Aderlass angezeigt?

Die Indikationsstellung erfolgt nach Ihrer Konstitution. Er ist besonders bei vollblütig-adipösen Patienten angezeigt und bei erhöhtem Hämatokrit (Bluteindickung) besonders wirksam. Spezielle Einsatzbereiche sind:

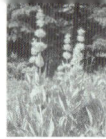

- Durchblutungsstörungen
- Erkrankungen des Stoffwechsels (Adipositas, Gicht, Hyperurikämie, Diabetes mellitus, Hyperlipidämie)
- Herz-Kreislauf-Erkrankungen
- Lungenerkrankungen
- Alle Erkrankungen mit venösen Stauungen, insbesondere Krampfadern. Hier wird vor allem ein lokaler Aderlass durchgeführt.

Was versteht man unter Baunscheidt-Verfahren?

Das Baunscheidt-Verfahren ist eine alte Heilmethode, bei der die Haut gestichelt und mit einem hautreizenden Öl eingerieben wird, sodass sich eine Entzündung bildet. Heute wird dieses Verfahren nur von spezialisierten Ärzten angewendet.

Was geschieht beim Baunscheidt-Verfahren?

- Vor der Prozedur wird die Haut rasiert und desinfiziert.
- Die ausgewählte Stelle wird mit einer Lanzette oder einer Stachelrolle gestichelt und mit hautreizender Paste oder Öl eingerieben.
- Anschließend wird ein Verband angelegt.
- Nach 2–5 Tagen wird ein Verbandswechsel durchgeführt.
- Bis dahin hat sich die Haut entzündet und enthält viele kleine Eiterpusteln.
- Die Reizwirkung soll zu Verbesserungen von Erkrankungen der inneren Organe, des Bewegungssystems und der Muskulatur führen.

An der Anwendungsstelle entwickelt sich ein erwünschtes toxisches Kontaktekzem. Dieses kann stark jucken, gelegentlich brennen und nässen. Schmerzen treten besonders am Anfang beim Sticheln auf.

Wann wird dieses Verfahren eingesetzt?

Baunscheidtieren ist eine sehr eingreifende Methode, die nicht unbedingt als erste Maßnahme eingesetzt werden sollte. Als gute Indikationen sind zu nennen:

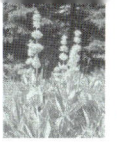

- Bewegungsapparat: Schmerzen durch degenerative Veränderungen der Wirbelsäule, Osteoporose, Schulter-Arm-Syndrom, Neuralgien, „Rückenschwäche" und muskuläre Verspannungen, Weichteilrheumatismus, Arthritiden und Gicht, M. Bechterew, rheumatische Beschwerden, Migräne
- Allgemeine Infektanfälligkeit
- Verdauung: Reizmagen (nervöse Gastritis), Magenatonie, Gallenwegsdyskinesien, chronische Verstopfung, Reizkolon
- Kinderheilkunde: Infektanfälligkeit der Kinder, chronische Tonsillitis, Keuchhusten, Bettnässen und Adynamie
- HNO-Bereich: Schwindel, Ohrensausen und Hörschwäche
- Urogenitale Erkrankungen: Harninkontinenz, chronische Harnwegsinfekte, Prostatitis, Potenzprobleme, Entzündungen der Eileiter, Amenorrhö und Dysmenorrhö junger und klimakterischer Frauen
- Psyche: Psychische Labilität, vegetative Dysregulationen, klimakterische Depressionen, Melancholie

Wann sollte das Baunscheidt-Verfahren nicht angewendet werden?

Absolute Gegenanzeigen:
- Allergien, Autoimmunkrankheiten, akutes Fieber
- Nicht direkt über Entzündungen, Muttermalen und anderen Hautveränderungen behandeln

Relative Gegenanzeigen:
- Sehr pigmentreiche Typen wegen des möglichen kosmetischen Nebeneffektes einer Hyperpigmentierung
- An den Beinen wird zurückhaltend behandelt

Was ist ein Cantharidenpflaster?

Cantharidenpflaster enthalten hautreizende Extrakte aus einer Laufkäferart, der spanischen Fliege (Lytta vesicatoria). Das Pflaster erzeugt eine Hautreaktion wie bei einer Brandblase. Es wirkt ähnlich dem Baunscheidt-Verfahren als Reiztherapie über Reflexzonen.

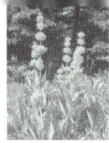

Was geschieht bei einer Behandlung mit Cantharidenpflaster?

Cantharidenpflaster werden meist auf Reflexzonen gesetzt, welche mit bestimmten Organbereichen in Verbindung stehen.

Das Vorgehen ist wie folgt:

- Auf ein ausgewähltes Hautareal wird nach Waschen, Rasieren und Desinfizieren die Cantharidensalbe aufgetragen und anschließend mit einem großen Pflaster verschlossen.
- Zirka 4 Stunden nach dem Anlegen beginnt es unter dem Pflaster für einige Stunden zu „brennen".
- Nach 12–16 Stunden sollte eine ausreichend große Brandblase entstanden sein.
- Bei ausreichend großer Blase wird das Pflaster abgenommen und die Blase mit einer Kanüle angestochen.

Bei manchen Patienten treten an den behandelten Stellen stärkere, bleibende Pigmentierungen auf. Die örtliche Entzündung kann unangenehm jucken oder brennen.

Wann wird das Pflaster eingesetzt?

Sehr gute Ergebnisse werden von den Therapeuten berichtet bei:

- Wirbelsäulenleiden: Alle Schmerzsyndrome
- Tumorschmerzen: Bei isolierten Knochenmetastasen
- Arthrose
- Thorax: Pleuraergüsse und -verschwartungen
- HNO: Akute und chronische Mittelohrentzündung, vor allem bei Kindern, Stirn- und Kieferhöhlenvereiterungen
- Gynäkologie: Klimakterische Depressionen

Wann sollte das Cantharidenpflaster nicht angewendet werden?

- Entzündungen der Nieren und Harnwege
- Arterielle Durchblutungsstörungen und alle unklaren Hautveränderungen
- Salbe auf keinen Fall auf akut entzündetes Gelenk, offene Wunden, Schleimhäute oder in Gelenkbeugen bringen
- Bei dunklen, pigmentreichen Menschen zurückhaltend behandeln

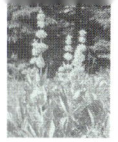

Was ist Ayurveda?

Beim Ayurveda handelt es sich um ein umfassendes und ganzheitliches Heilsystem, dessen Beginn vor mehr als 2000 Jahren in Indien liegt. „Ayus" bedeutet im Sanskrit Leben, „veda" bedeutet Wissenschaft, sodass Ayurveda die Wissenschaft vom Leben darstellt. Das Heilsystem will den Menschen ein langes, erfülltes und gesundes Leben ermöglichen, wobei vorbeugende Aspekte besonders betont werden. Leitsatz ist: „Die Gesundheit des Gesunden erhalten und die Krankheit des Kranken behandeln!"

Was versteht man unter der Tridosha-Theorie?

Nach ayurvedischer Lehre gibt es drei Grundprinzipien, biologische Kräfte oder Körpersäfte, die als Doshas (sprich: Doscha) bezeichnet werden:

- Vata
- Pitta und
- Kapha

Dosha bedeutet im Sanskrit wörtlich „Verderber". In moderner Terminologie würden wir „krank machender Faktor" oder „Risikofaktor" dazu sagen. Es handelt sich um energetische Prinzipien, deren individuell unterschiedliche Zusammensetzung über die Grundkonstitution und deren mögliche Ungleichgewichte über aktuelle gesundheitliche Störungen entscheidet.

Zum Zeitpunkt der Zeugung wird die individuelle, quantitative Zusammensetzung der drei Doshas festgelegt. Jeder Mensch enthält ein bestimmtes „Mischungsverhältnis" aller drei Doshas, wobei meist ein oder zwei Doshas überwiegen.

Diese „Grundkonstitution" bleibt zeitlebens unverändert. Dieses individuelle Gleichgewicht sollte so weit wie möglich aufrechterhalten werden. Durch alle möglichen äußeren und inneren Einflüsse kommt es zu geringen Abweichungen vom normalen Gleichgewicht, die vom Organismus jedoch in der Regel wieder korrigiert werden. Es handelt sich also weniger um ein starres Gleichgewicht, welches unverändert erhalten bleibt, sondern es sind gewisse Auslenkungen vom idealen Gleichgewichtszustand möglich, ja sogar in Maßen sinnvoll (Beispiel: Rhythmische tages- und jahreszeitliche Betonungen der einzelnen Doshas, vergleichbar den Tages- und Jahresrhythmen).

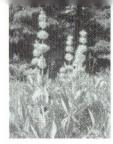

Wird dieses Gleichgewicht aber nachhaltig gestört, so beginnt bereits der Krankheitsprozess. Bei einem Zusammentreffen eines Dosha-Ungleichgewichts mit einer Disposition (Veranlagung, Neigung) eines Organs entsteht eine manifeste Krankheit. Aus ayurvedischer Sicht geht jede Krankheit mit einer Vermehrung oder Verringerung eines oder mehrerer Doshas einher.

Einteilung verschiedener „Zeiten" nach den Doshas

Zeit	Vata	Pitta	Kapha
Tageszeit	2–6 Uhr, 14–18 Uhr	10–14 Uhr, 22–2 Uhr	6–10 Uhr, 18–22 Uhr
Jahreszeit (Europa)	Frühling, Herbst	Sommer	Winter
Lebenszeit	Greisenalter	Erwachsenenalter	Kindheit, Jugend

Die Therapie besteht nun darin, Ungleichgewichte der Doshas zu regulieren, wozu vorrangig bestimmte mineralische oder pflanzliche Medikamente, eine auf das zu regulierende Dosha zugeschnittene Ernährung und allgemeine Verhaltensmaßregeln eingesetzt werden.

Wie wird die ayurvedische Konstitution bestimmt?

Der Ayurveda-Arzt bedient sich neben der Patientenbefragung u.a. noch der körperlichen Untersuchung, insbesondere der Zungendiagnostik und der Pulsmessung am frühen Morgen.

Wichtige therapeutische Therapien

- Panchakarma (Reinigungskur)
- Ayurvedische Kost
- Yoga
- Öl- und Trockenmassage
- Svedana (ayurvedische Schwitzkur)
- Ayurvedische medikamentöse Behandlung (pflanzliche und/oder mineralische Mittel zur inneren und äußeren Anwendung)

Wann kann Ayurveda eingesetzt werden?

Funktionelle Störungen – wenn also die Funktion nur gestört, aber organische Strukturen nicht zerstört sind – sind die Domäne des Ayurveda (wie Migräne, Schlafstörungen, Bluthochdruck). Der Ayurveda geht dabei über die bloße Be-

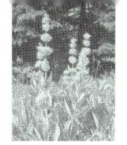

handlung von Krankheiten sogar noch hinaus, da Ungleichgewichte der Doshas schon erkannt und reguliert werden können, bevor sie zu Krankheiten führen. Den Therapieerfolgen sind dort Grenzen gesetzt, wo organische Schäden vorliegen.

Eine echte Gegenanzeige zum Ayurveda gibt es nicht, jedoch sollten möglicherweise bestehende Gegenanzeigen gegen einzelne therapeutische Maßnahmen bedacht werden. Es wäre hier etwa an eine Allergie gegen bestimmte Pflanzen zu denken, die eine Behandlung mit den entsprechenden pflanzlichen Heilmitteln verbietet. Die doch etwas kreislaufbelastende Schwitzkur setzt stabile Herz-Kreislauf-Verhältnisse voraus.

Was ist Bach-Blüten-Therapie?

Die Bach-Blüten-Therapie wurde vom englischen Arzt Edward Bach (1886-1936) entwickelt. Bach behandelte ursprünglich mit homöopathischen Mitteln, er entdeckte dann jedoch, dass bestimmte Blüten von wild wachsenden Pflanzen und Bäumen nach homöopathieartiger Aufbereitung eine besondere Wirksamkeit haben. Im Laufe der Jahre fand er 38 verschiedene Blüten, denen er jeweils bestimmte seelische Symptome (Archetypen) zuschrieb. Ähnlich wie in der Homöopathie sollen durch die Bach-Blüten fehlregulierte seelische und darüber hinaus auch körperliche Prozesse harmonisiert werden.

Noch heute werden die Original Bach-Blütenkonzentrate an den von Bach genannten Fundorten gesammelt und in der beschriebenen Weise weiterverarbeitet.

Welche Anwendungsformen gibt es?

Die klassische Anwendung der Bach-Blüten ist die Einnahme der verdünnten Tropfen. Die Konzentratflaschen können aus Apotheken bezogen werden. Die Anwendung erfolgt in folgenden Formen:

- Akuter Zustand: Nach der Wasserglasmethode werden aus den Konzentratflaschen (stock bottles) zwei Tropfen in ein gefülltes Wasserglas gegeben und in kleinen Schlucken über den Tag verteilt getrunken. Im hoch akuten Zustand können mehrere Gläser innerhalb von Stunden leer getrunken werden, bis es zu einer Symptombesserung kommt.

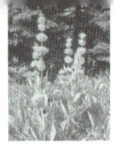

- Chronische Erkrankungen: Hier empfiehlt sich die Herstellung einer „Einnahmeflasche": Aus den ausgewählten Konzentratflaschen wird jeweils ein Tropfen auf 10 ml eines Gemisches aus Alkohol und Wasser (im Verhältnis 1:3) verteilt.

Auszüge der Bach-Blüten können auch äußerlich verwendet werden:

- Umschläge: sechs Tropfen der gewählten Bach-Blütenmischung auf 0,5 Liter Wasser
- Bäder: fünf Tropfen auf ein Vollbad
- Direkte Anwendung auf der Haut. Eine Mischung der gewählten Blüten kann direkt auf der Haut verrieben werden, ferner kann bei Akutzuständen die so genannte Rescue-Salbe eingesetzt werden.

Wer kann mit Bach-Blüten behandeln?

Die Bach-Blüten-Therapie ist bei ausreichenden Kenntnissen über die Anwendung zur Selbstbehandlung geeignet. Sie kann von Ärzten und Heilpraktikern ohne erforderliche Zusatzqualifikation durchgeführt werden.

Wie werden die Blüten ausgewählt?

Die Auswahl der Blüten richtet sich nach Ihrem seelischen akuten Befinden. Berücksichtigt werden sowohl Persönlichkeitsmerkmale als auch akute Emotionen.

Wie wird dosiert?

Bei akuten Erkrankungen werden gemäß der Wasserglasmethode (s.o.) ein oder mehrere Gläser schluckweise über den Tag verteilt getrunken. Bei chronischen Zuständen sollten mindestens vier mal vier Tropfen täglich direkt aus der Einnahmeflasche entnommen werden. Um die Wirkung noch zu verbessern, können die Tropfen vor dem Hinunterschlucken für zirka 20–40 Sekunden im Mund gehalten werden.

Was ist Rescue?

Unabhängig von den speziellen seelischen Merkmalen des Betroffenen können in Stress- und Notsituationen Rescue-(Notfall-)Tropfen eingenommen werden. Diese bestehen aus den Auszügen von fünf Bach-Blüten und werden als einziges Kombinationspräparat in fester Zusammensetzung eingesetzt. Zu den Anwendungen zählen Sportunfälle, Insektenstiche, Verletzungen, allergische Reaktio-

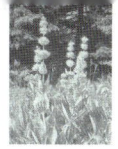

nen. Auch für psychische Belastungssituationen wird die Wirkung von Rescue hervorgehoben, beispielsweise bei Prüfungsstress, Angstsituationen, depressiven Reaktionen.

Achtung! Rescue ist in akuten Notsituationen als zusätzliche Überbrückungshilfe gedacht, nicht als Ersatz der medizinischen Notfallbehandlung.

Wann ist die Bach-Blüten-Therapie sinnvoll?

Der Einsatz der Blüten-Therapie gilt unter anderem als lohnend:

- Krisenhafte Situationen wie Kündigung, Partnerschaftskrise, Sitzenbleiben in der Schule, Tod des Ehepartners
- Ängste und Phobien, wie z. B. Krebs-Angst oder Aids-Angst
- Unterstützend bei der Behandlung von psychischen Erkrankungen
- Bei somatischen Erkrankungen mit starker Beeinflussbarkeit durch psychische Faktoren, wie Neurodermitis, M. Crohn
- Bei funktionellen Beschwerden wie Schlafstörungen, Herzrhythmusstörungen, Unterleibsbeschwerden nach Hyserektomie
- Wenn es im Laufe einer Therapie immer wieder zu Rezidiven, z. B. Erschöpfungszuständen kommt

Achtung! Die Anwendung der Bach-Blüten-Therapie darf medizinisch notwendige weitergehende diagnostische und therapeutische Maßnahmen nicht verzögern.

Wann sollte diese Therapie nicht angewendet werden?

Grenzen der Bach-Blüten-Therapie sind:

- Akute psychiatrische Fälle – hier darf nur bei gleichzeitiger Psychopharmakagabe behandelt werden
- Neurotische Persönlichkeitsstrukturen

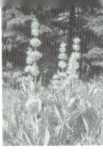
Was sind bioelektronische Therapien?

„Bioelektronische Therapien" oder „Biophysikalische Therapien" sind nur zwei von zahlreichen Begriffen, mit denen solche medizinischen Verfahren bezeichnet werden, die körpereigene elektro-magnetische Vorgänge apparativ messen. Zu den apparativen Verfahren gehören die Bioresonanztherapie, Elektroakupunktur nach Voll sowie – im weiteren Sinne – die Regulationsthermographie nach Rost. Ihnen gemeinsam ist die Annahme, dass sich Fehlfunktionen des Organismus und einzelner Organe an veränderten elektro-magnetischen Schwingungen, Hautwiderständen oder Wärmeabgabemustern erkennen lassen.

Kritisch muss angemerkt werden, dass weder für die EAV noch für die Bioresonanztherapie Untersuchungen vorliegen, die wissenschaftlich das belegen, was behauptet wird. Beispielsweise konnten weder durch EAV „nachgewiesene" Vergiftungen durch toxikologische Untersuchungen bestätigt werden, noch konnte gezeigt werden, dass unter einer „Entgiftung" eines Schwermetallbelasteten tatsächlich vermehrt Schwermetalle im Urin ausgeschieden werden. Man sollte die Ergebnisse dieser Messungen also allenfalls als „energetische Hinweise" verstehen. Eine neurotische Fixierung – wie sie nicht selten durch Therapeuten und Patienten zu beobachten ist – sollte unbedingt vermieden werden.

Was versteht man unter Bioresonanztherapie?

Bei der Bioresonanztherapie werden körpereigene „Schwingungen" aufgezeichnet und hieraus Informationen über den Zustand des Körpers und seiner Organe gewonnen. Wenn die registrierten Schwingungen krankhaft sind, werden sie in einem Gerät modifiziert und dem Körper wieder zugeführt. Hiervon verspricht man sich eine Korrektur der Fehlschwingungen und eine nachfolgende Gesundung.

Welche Formen der Bioresonanztherapie gibt es?

Innerhalb der Bioresonanztherapien gibt es eine größere Zahl unterschiedlicher Anwendungsformen und Geräte, darunter das Bicom-Gerät, das MORA-Gerät und das Vegaselect-Gerät.

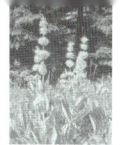

Eine Sonderform ist die Behandlung mit dem Mulitcom-Gerät, welches weitere Therapieelemente wie Farb-, Ton- und Edelsteintherapie beinhaltet. Eine neue, erweiterte Bezeichnung lautet „Biophysikalische Informations-Therapie".

Wer kann mit dieser Therapie behandeln?

Die Behandlung bleibt erfahrenen Therapeuten vorbehalten, zumal ein größerer apparativer Aufwand erforderlich ist.

Wann ist die Bioresonanztherapie sinnvoll?

Die BRT ist nach der Einschätzung erfahrener Anwender bei einer großen Breite von Erkrankungen angezeigt. Vorbehaltlich einer endgültigen Klärung der Wirksamkeit in den jeweiligen Anwendungsbereichen gelten folgende Anwendungsschwerpunkte:
- Allergien, besonders Nahrungsmittelallergien
- Schmerzzustände aller Art
- Immunschwäche und Infektneigung, besonders bei Kindern
- Chronisch-degenerative Erkrankungen, besonders des rheumatischen Formenkreises
- Atemwegserkrankungen (Asthma, Bronchitis)
- Chronische und akute Erkrankungen des Lymphsystems
- Narbenstörfelder
- Migräne
- Schlafstörungen
- Nahezu alle Arten toxischer Belastung und Entgiftung

Wann sollte diese Therapie nicht angewendet werden?

- Bei schweren allergischen Erkankungen, z. B. Asthma bronchiale, sind bei falscher Anwendung Erstverschlimmerungen möglich.
- Eine Krankheitsverschleppung durch unzureichende Diagnosestellung oder unterlassene schulmedizinische Therapie (wenn diese erforderlich wäre) sollte unbedingt vermieden werden.

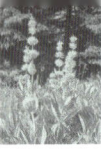
Was ist Elektroakupunktur nach Voll (EAV)?

Bei diesem Diagnoseverfahren werden mit Reizströmen elektrische Leitwerte an festgelegten Akupunkturpunkten gemessen. Die ermittelte Leitfähigkeit des Gewebes ist Ausdruck des Funktionszustandes des mit dem Akupunkturpunkt verbundenen Organsystems (siehe Abb.). Somit soll über die Hautmessungen an vielen Punkten ein Bild über den Gesundheitszustand des Körpers und mögliche Krankheitsgeschehen gewonnen werden.

Weiterhin kann bei diesen Messungen ermittelt werden, welche Medikamente verwendet werden sollen.

Wann ist die EAV sinnvoll?

Vorbehaltlich einer endgültigen Klärung der Wirksamkeit in den jeweiligen Anwendungsbereichen gelten folgende Anwendungsschwerpunkte, besonders bei chronischen Erkrankungen:

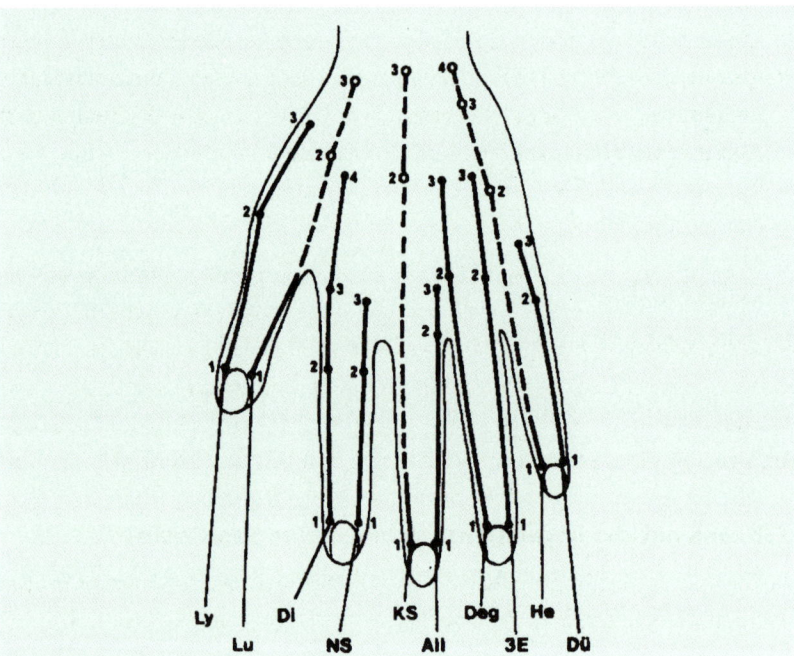

Organbezug der EAV-Punkte an der Hand:
Ly = Lymphsystem, Lu = Lunge, Di = Dickdarm, NS = Nervensystem, KS = Kreislauf,
All = Allergie, Deg = Degeneration, 3E = Dreifach-Erwärmer, He = Herz, Dü = Dündarm

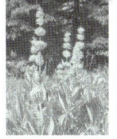

- Allergien
- Rheumatischen Erkrankungen
- Erkrankungen des Zahn-Kiefer-Bereiches

Wann sollte die EAV nicht angewendet werden?

Echte Gegenanzeigen und Nebenwirkungen sind nicht bekannt, jedoch können Erkrankungen, die bereits mit anatomischen Veränderungen einhergehen, wie z. B. degenerative Gelenkerkrankungen, nicht rückgängig gemacht, sondern bestenfalls krankheitslindernd behandelt werden.

Eine Krankheitsverschleppung durch unzureichende Diagnosestellung oder unterlassene schulmedizinische Therapie (wenn diese erforderlich wäre) sollte unbedingt vermieden werden.

Was ist Regulationsthermographie?

Bei der Regulationsthermographie wird die Temperatur an einer Vielzahl von Hautpunkten ermittelt. Anschließend wird ein Reiz auf den Körper ausgeübt, in der Regel eine kurze Kältephase, und dann die Veränderung der Temperatur an den Messpunkten im Vorher-Nachher-Vergleich beobachtet.

Wie wirkt diese Therapie?

Die Regulationsthermographie geht von der Annahme aus, dass die Hauttemperatur Teil eines übergeordneten biologischen Regulationssystems ist. Einzelne Hautareale werden in ihrer Temperaturregulation durch assoziierte Organbereiche oder -funktionen beeinflusst. Diese Beeinflussung zeigt sich unter anderem darin, dass bei Organstörungen die Reaktionsfähigkeit des damit verbundenen Hautpunktes auf einen Kältereiz von außen verändert ist.

Wer kann mit der Regulationsthermographie behandeln?

Die Behandlung bleibt erfahrenen Therapeuten vorbehalten, zumal ein größerer apparativer Aufwand erforderlich ist.

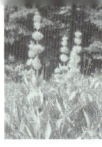

Wann ist die Regulationsthermographie sinnvoll?

Mit der Regulationsthermographie können sowohl allgemeine Störungen (z. B. Über- oder Unterregulation des Organismus) als auch lokale Störungen eines Organs erfasst werden. Vorbehaltlich einer endgültigen Klärung der Wirksamkeit kann sie daher bei allen chronischen Erkrankungen eingesetzt werden.

Nebenwirkungen oder Gegenanzeigen sind nicht bekannt. Eine Krankheitsverschleppung durch unzureichende Diagnosestellung oder unterlassene schulmedizinische Therapie (wenn diese erforderlich wäre) sollte unbedingt vermieden werden.

Was ist Eigenbluttherapie?

Bei der Eigenbluttherapie wird aus einer Vene Blut entnommen und dieses anschließend dem Körper wieder zugeführt. Die Rückführung kann intramuskulär, intravenös, in die Haut, über den Magen-Darm-Trakt oder auf offene Wunden erfolgen. Zur Rückgabe des Eigenblutes wird dieses bei manchen Therapieformen noch bearbeitet oder es werden ihm Zusätze zugefügt.

Die Zuführung eigenen Blutes zu therapeutischen Zwecken ist eine sehr alte Methode, welche schon im Altertum praktiziert wurde. Anfang dieses Jahrhunderts wurde sie wieder aufgegriffen und systematisch ausgebaut. Im Laufe der letzten 50 Jahre wurden zahlreiche Formen der Therapie weiterentwickelt. Dazu zählen:

- Native (= unveränderte) Eigenbluttherapie: Das Blut wird ohne weitere Verarbeitung wieder zurückgespritzt.
- Potenzierte Eigenblutbehandlung. Das Eigenblut wird nach Abnahme in homöopathischen Schritten verarbeitet (potenziert) und dann in bestimmten Abständen wieder zugeführt. Die erneute Gabe erfolgt meist oral, sodass diese Methode besonders für Kinder in Frage kommt.
- Hämolysierte Eigenblutbehandlung: Das Eigenblut wird durch Zufügen von destilliertem Wasser zur Auflösung (Hämolyse) gebracht. Dieser Therapieform wird eine etwas stärkere Wirkung nachgesagt.
- Aktivierte Eigenbluttherapie: Das Eigenblut wird mittels Zusatzstoffen und einer kurzen UV-Bestrahlung verändert. Auch hiervon verspricht man sich eine Wirkungsverstärkung.

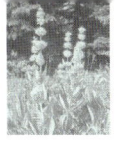

Wer kann mit der Eigenbluttherapie behandeln?

Die Eigenblutbehandlung wird üblicherweise nur von ausgebildeten Therapeuten durchgeführt.

Wann ist diese Therapieform sinnvoll?

Besonders bewährte Indikationen sind folgende:

- Akute und chronische Infektionen
- Blutbildungsstörungen
- Immunstimulation und Rekonvaleszenz
- Allergien
- Hauterkrankungen, vor allem Ekzeme

Nebenwirkungen:

- Bei empfindlichen Personen kann es besonders nach den ersten Injektionen zu Erstverschlimmerungen kommen.
- Fieberreaktionen treten ebenfalls gelegentlich auf.

Als Gegenanzeigen gelten:

- Schwere, auszehrende Zustände (Kachexie)
- Aktive tuberkulöse Prozesse
- Gerinnungsstörungen und Behandlung mit gerinnungshemmenden Mitteln (wenn intramuskulär behandelt werden soll)

Was ist Eigenharntherapie?

Man versteht hierunter die Zuführung kleiner Mengen frisch ausgeschiedenen eigenen Harns zu therapeutischen Zwecken. Dieser Gedanke erzeugt bei vielen zunächst Unbehagen. Unbestritten ist jedoch, dass der eigene Harn seit Jahrtausenden als Medikament eingesetzt wurde und es für seine Wirkungen zahlreiche positive Berichte gibt. Eigenharn wird sowohl in oraler Form als auch zur Injektion (meist intramuskulär) und zu äußerer Anwendung eingesetzt. Für jede Form gibt es zahlreiche abgewandelte Techniken.

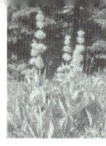
Die Eigenharnbehandlung wird oft auch von Laien durchgeführt. Allerdings sollte eine sorgfältige Instruktion durch einen erfahrenen Therapeuten erfolgen.

Wann ist die Eigenharntherapie sinnvoll?

Die Anwendungsbereiche entsprechen im Wesentlichen denen der Eigenbluttherapie. Von manchen Anwendern wird geradezu geschwärmt, welche Vorteile diese Behandlungsform für sie habe.

Wann soll diese Therapie nicht angewendet werden?

Der menschliche Harn ist beim Gesunden hygienisch unbedenklich, wenn auch nicht unbedingt steril. In jedem Falle sollte bei den folgenden Erkrankungen auf die Eigenharnbehandlung verzichtet werden:

- Diabetes mellitus
- Nierenversagen
- Bluthochdruck

Was versteht man unter Ernährungstherapie?

Ernährungstherapie (= Diätetik) ist die Lehre von der Ernährung des kranken Menschen einschließlich der krankheitsvorbeugenden Ernährung (nach DGE = Deutsche Gesellschaft für Ernährung).

Mit geeigneter Ernährungstherapie können also Krankheiten, die durch eine falsche Ernährung entstehen oder zumindest begünstigt werden, behandelt werden. Auch bei nicht streng ernährungsabhängigen Krankheiten kann eine gesunde Ernährung die Grundlage dafür sein, dass der Organismus besser seine Selbstheilungskräfte entfalten kann und dass andere Naturheilverfahren erfolgreich wirken.

Der Zusammenhang zwischen Fehlernährung und bestimmten Krankheiten ist durch zahlreiche wissenschaftliche Studien mittlerweile gut abgesichert. Dem Einzelnen ist dieser Zusammenhang aber nur schwer einsichtig, da es mit-

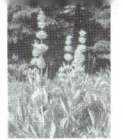

unter Jahrzehnte dauert, bis eine Fehlernährung zu manifesten organischen Schäden führt.

Bei der Umstellung der Ernährungsweise sollte bedacht werden, dass

● kurzfristige Ernährungsumstellungen auch nur kurzfristige, geringe oder auch gar keine Erfolge zeitigen

● die Ernährungsumstellung auch radikal genug sein muss, um bedeutende Effekte zu erzielen

Ernährungsverhalten und empfohlene Zufuhr in Deutschland

Nährstoff	Durchschnittliche tägliche Aufnahme	Empfohlene tägliche Zufuhr
Energie	ca. 3200 kcal	ca. 2200 kcal
Eiweiß	85–95 g	45–70 g (0,6–0,8 g/kg Körpergewicht)
Fett	140–150 g	70–80 g (weniger als 30% der Gesamtenergiezufuhr)
Kohlenhydrate	300–310 g	300–320 g (50–60% der Gesamtenergiezufuhr)
Cholesterin	460 mg	280 mg
Alkohol	männl. 56 g weibl. 26 g	keine Empfehlung
Ballaststoffe	20 g	mehr als 30 g

(alte Bundesländer, Quelle DGE 1988, 1989)

Aus der Tabelle wird deutlich, dass die bundesdeutsche Bevölkerung sich im Durchschnitt zu energie-, eiweiß- und fettreich ernährt. Infolge der überreichlichen Zufuhr an tierischen Fetten ist auch die Cholesterinzufuhr deutlich höher als empfohlen.

Alkohol wird nicht empfohlen, geringe Mengen werden aber auch nicht verboten. Kritisch ist jedoch anzumerken, dass bereits die mit dem Alkohol zugeführte Energiemenge (ca. 400 kcal bei Männern, ca. 180 kcal bei Frauen) zu einem nicht zu vernachlässigenden Anteil zur Überversorgung mit Energie beiträgt.

Bei den Ballaststoffen, die eine wichtige Funktion bei der Darmregulierung haben, ist eine deutliche Unterversorgung zu registrieren.

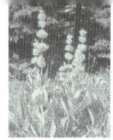

Welche Krankheiten können durch Fehlernährung verursacht werden?

Zu den ernährungsbedingten Erkrankungen zählen zum Beispiel (Häufigkeit des Auftretens in der deutschen Bevölkerung in Klammern):

- Adipositas (Fettsucht) (30–50%)
- Fettstoffwechselstörungen (mehr als 50%)
- Gallensteine (10–30%)
- Verstopfung (ca. 30%)
- Diabetes mellitus Typ II (so genannter Alterszucker; 3–5%)
- Gicht (ca. 3%)
- Bluthochdruck (10–20%)
- Arteriosklerose und Folgekrankheiten (ca. 50%)
- Bösartige Neubildungen (z. B. Dickdarmkrebs)
- Karies (96–100%!)
- Rheumatische Erkrankungen

Zahlreiche weitere Krankheiten können durch eine geeignete Ernährung zumindest günstig beeinflusst werden (z. B. Asthma, Colitis ulcerosa, Migräne, Neurodermitis, Heuschnupfen).

Woraus setzt sich unsere Nahrung zusammen?

Nährstoffe

Essenzielle Nährstoffe sind solche Substanzen in der Nahrung, ohne die der Mensch auf Dauer nicht leben kann und die er nicht selbst herstellen kann. Nach dem gegenwärtigen Stand der Forschung zählen hierzu:

- Vitamine (z. B. Vitamin C, Folsäure)
- Viele Mineralstoffe (z. B. Eisen, Kalium, Selen)
- Einige Aminosäuren = Bausteine der Eiweiße (z. B. Tryptophan)
- Linolsäure und Alpha-Linolensäure = zwei mehrfach ungesättigte Fettsäuren

Die Zufuhr eines Nährstoffes im Verbund des ganzen Nahrungsmittels ist günstiger als die Zufuhr des isolierten Nährstoffes. Die mechanische oder chemische Abtrennung ist bei einigen Nahrungsmitteln (z. B. Butter, kalt gepresste Pflanzenöle, Quark) nicht als so wertmindernd anzusehen wie bei anderen (z. B. Margarine, Auszugsmehle, Eiweißpulver).

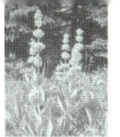

Eiweiß

Um eine richtige und nicht übermäßige Versorgung mit Eiweiß zu garantieren, sollten einige einfache Regeln eingehalten werden:

- Den Eiweißbedarf weitgehend durch Vollgetreide (Brot, Frischkornbrei, Nudeln, Reis), Gemüse, frisches Obst und Salate decken
- Sehr eiweißreiche Lebensmittel (z. B. Fleisch, Fisch, Geflügel und Eier) höchstens je einmal wöchentlich verzehren
- Milch und Milchprodukte (z. B. Quark, Joghurt, Käse) können, müssen aber nicht täglich verzehrt werden

Gerade im Sportbereich (besonders bei Kraftsportarten wie Bodybuilding, Gewichtheben, Boxen, Rudern) werden zahlreiche kommerzielle Eiweißprodukte angeboten, die – gemessen an ihrem Herstellungswert – völlig überteuert und dazu aus ernährungsmedizinischer Sicht sinnlos sind. In der Regel reicht auch in einer Phase intensiven Krafttrainings eine vollwertige Ernährung aus, um den zusätzlichen Eiweißbedarf zu decken.

> **Achtung!** Seien Sie sehr kritisch gegenüber sehr vereinfachenden Lehrmeinungen oder Diätvorschlägen. Im günstigsten Fall naive und überzogene Versprechungen bis hin zu ausschließlich kommerziellen Programmen sind gerade auf dem Gebiet der Ernährung häufig anzutreffen („Brokkoli heilt Krebs"; „Nie wieder dick mit der XY-Diät").

Fett

Fett dient dem menschlichen Organismus in erster Linie als energiereiches Nahrungsmittel, lebenswichtig sind nur einige ungesättigte, essenzielle Fettsäuren, die vorwiegend in Pflanzen vorkommen. Reich an essenziellen Fettsäuren sind:

- Nüsse und Samen (Haselnüsse, Mandeln)
- Kaltgepresste pflanzliche Öle
- Weitgehend naturbelassene Margarine oder Pflanzenfett

Chemisch behandelte Fette (Hydrierung und Umesterung in handelsüblichen Margarinen und Ölen) sind schwer verdaulich und wirken physiologisch ungünstig. Starkes Erhitzen ungesättigter Fettsäuren (wie Braten, Backen, Frittieren) führt zu einer Umwandlung der Fettsäuren (Cis-Fettsäuren zu Trans-Fettsäuren, die vom Körper schlechter verwertet werden, die Blutfettwerte verschlechtern und möglicherweise Krebserkrankungen begünstigen können).

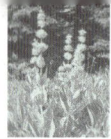

Kohlenhydrate

Kohlenhydrate liefern schnell verfügbare Energie für den Zellstoffwechsel. Unterschieden wird zwischen:

- Stärke, die hauptsächlich in Getreide, Kartoffeln und Gemüse enthalten ist, sowie den daraus hergestellten Produkten wie Brot oder Nudeln
- Zucker, der hauptsächlich in Obst enthalten ist

Die tägliche Nahrung sollte reich an beiden Formen von Kohlenhydraten sein. Zucker aus Obst wird rasch aufgenommen und liefert sehr schnell verfügbare Energie, während Stärke erst noch im Darm aufgespalten werden muss und zu keinen raschen Blutzuckeranstiegen führt (wichtig bei Zuckerkranken!). Zucker in isolierter Form (raffinierter Zucker) sowie daraus hergestellte Produkte (z. B. Speiseeis, Süßigkeiten, Torten, Kuchen, Limonaden) sollten eher gemieden werden.

Vitamine und Mineralstoffe

Der Körper benötigt Vitamine zur Energiegewinnung aus der Nahrung und für sämtliche Auf-, Ab- und Umbauvorgänge.

Viele Mineralstoffe sind ebenfalls zum Erhalt der Lebensfunktionen unentbehrlich. Man unterscheidet:

- Mineralstoffe im eigentlichen Sinne: Elemente, die dem Körper in einer relativ großen Menge (über 100 mg täglich) zugeführt werden müssen (z. B. Kalzium, Kalium, Magnesium)
- Spurenelemente, die in Milligramm oder Mikrogramm (tausendstel bzw. millionstel Gramm) zugeführt werden müssen (z. B. Eisen, Mangan, Selen)

Was versteht man unter Vollwertkost?

Vollwertkost ist eine überwiegend ovo-lakto-vegetabile (Ei-Milch-Pflanzen-) Nahrung in höchstmöglichem biologischem Wertzustand. Dieser ist gekennzeichnet durch einen möglichst geringen Einsatz chemischer Hilfsmittel bei der Erzeugung und Verarbeitung sowie durch Verzicht auf übermäßiges Verfeinern bei der Verarbeitung. Die Nahrung sollte also so natürlich wie möglich sein. Einschränkungen sind hierbei naturgegeben (z. B. Kartoffeln sollten wegen der besseren Verdaulichkeit der Stärke erhitzt werden, Bohnen müssen wegen hitzeempfindlicher Giftstoffe erhitzt werden). Isolierte und raffinierte Nahrungsmittel sollten weitgehend gemieden werden.

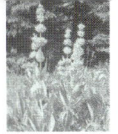

Prinzipien der Vollwertkost

- Bevorzugung ovo-lakto-vegetabiler Kost (Eier, Milch, pflanzliche Kost)
- Geringe Zufuhr tierischer Nahrungsmittel (Fleisch, Fisch)
- Verzicht auf isolierte und raffinierte Produkte (Zucker, Auszugsmehle oder Nahrung, die große Anteile davon enthält)
- Verzicht oder nur mäßiger Konsum von Genussmitteln (Alkohol, Nikotin, koffeinhaltige Getränke wie Kaffee, Tee, Cola-Getränke)
- Geringer Verarbeitungsgrad der Nahrungsmittel durch mechanische und chemische Prozesstechniken
- Zufuhr von ganzen Nahrungsmitteln anstelle von isolierten Bestandteilen oder von einzelnen Nährstoffen
- Bevorzugung von Nahrungsmitteln aus kontrolliertem, biologischem Anbau

Was soll mit der Vollwertkost erreicht werden?

- Möglichst optimale Versorgung des Körpers mit allen essenziellen Nährstoffen
- Krankheitsvorbeugung durch Stärkung des Organismus gegenüber schädlichen Einflüssen
- Bei eingetretener Krankheit Stärkung des Organismus zur Unterstützung der körpereigenen Abwehrmechanismen und Selbstheilungskräfte
- Ökologische und ökonomische Vorteile für die Volkswirtschaft durch Vermeidung von Verlusten bei übermäßiger Verarbeitung und durch Schonung der Umwelt

Wie soll die Vollwertkost zusammengesetzt sein?

- Mindestens die Hälfte der Nahrungsmenge sollte aus natürlichen, nicht mechanisch oder durch Gärung veränderten Lebensmitteln bestehen. Konservierte oder präparierte Nahrung ist nicht gänzlich verboten, sollte aber nur in Ausnahmefällen zugeführt werden.
- Mit Milch, Milchprodukten, Gemüse und Getreide wird der tägliche Eiweißbedarf leicht gedeckt.
- Täglicher Verzehr von Fleisch und Wurst ist nicht erforderlich, auch nicht sinnvoll. Eine Vollwerternährung kann einmal pro Woche eine Fleischmahlzeit beinhalten (z. B. den „Sonntagsbraten"), sie kann aber auch vegetarisch sein (muss es aber nicht). Auch Fisch und Eier sollten nur gelegentliche Beigaben sein.

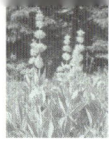

- In der Vollwertkost wird wesentlich weniger Fett zugeführt, da weniger versteckte Fette aus Fleisch und Wurst verzehrt werden. Durch den hohen Anteil an pflanzlichen Fetten werden mehr ungesättigte Fettsäuren aufgenommen. Naturbelassene Öle und Fette (z. B. kaltgepresstes Pflanzenöl, Butter) sollten bevorzugt und maßvoll (!) verwendet werden. Extrahierte und raffinierte Öle und Fette (die meisten herkömmlichen Öle und Margarinen) sollten gemieden werden.
- Bei den Kohlenhydraten sollten Vollkorngetreide und deren Produkte bevorzugt werden, Auszugsmehle und isolierte Zucker sowie daraus hergestellte Produkte sind zu meiden.
- Ballaststoffe sollten in unserer Nahrung mit mindestens 30 g vertreten sein. Diese Menge ist nur bei reichlicher Zufuhr von Vollkorngetreide, Obst, Gemüse und Salaten zu erreichen.
- Ein ausreichender Mineralgehalt (insbesondere Kalium und Magnesium) ist durch eine großzügige Zufuhr von Obst und Gemüse zu gewährleisten.
- Eine ausreichende Kalziumzufuhr ist gewährleistet, wenn Milch und Milchprodukte (insbesondere Käse) verzehrt werden. Bei vegetarischer Ernährung ohne Milch und Milchprodukte müssen große Mengen an Gemüse, Nüssen und Samen eingesetzt werden, um ausreichend Kalzium zuzuführen.
- Die empfohlene Energieaufnahme für den in der Regel nur körperlich leicht arbeitenden Deutschen kann durch eine Vollwertkost gut abgedeckt werden. Die Mehraufnahme von ca. 1000 kcal täglich errechnet sich durch Kuchen, Süßigkeiten und Salzgebäck, welches zwischendurch gegessen wird, sowie zu einem nicht geringen Teil durch Alkohol (1 g Alkohol hat ca. 7 kcal).
- Neben dem Alkohol, der in geringen Mengen erlaubt ist, sollten weitere Genussgifte ebenfalls gemieden werden, wobei Nikotin ganz gemieden und Koffein höchstens in geringen Mengen, aber nicht täglich zugeführt werden sollte.

Gibt es Probleme bei einer Ernährungsumstellung?

Eine erfolgreiche Umstellung von herkömmlicher Zivilisationskost auf eine Vollwertkost sollte langsam und schrittweise erfolgen. Häufig werden individuelle und konstitutionelle Gesichtspunkte bei der Ernährungsform nicht berücksichtigt. Während „stabile", eher untersetzte, vollblütige Menschen Rohkost eher vertragen, kann diese bei schmächtigen Personen zu Schwierigkeiten führen. „Verdauungsschwache" Menschen verteilen ihre Nahrung besser auf 4–5

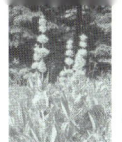

Mahlzeiten, „verdauungsstarke" brauchen häufig nur 2 große Mahlzeiten. Sehr darmempfindliche Menschen sollten bei der Umstellung besonders bei der Rohkost vorsichtig sein. Wenn Unverträglichkeiten (z. B. Blähungen, Verstopfung, Durchfall) auftreten, dann sollte Rohkost für einige Wochen gemieden und dann langsam, schrittweise in die Ernährung eingeführt werden, da die Darmflora (natürliche Keimbesiedelung des Darmes) sich der veränderten Kost erst langsam anpassen muss.

Wichtige Verhaltensregeln der Vollwerternährung

- Bei einer Mahlzeit gilt: Erst die rohe, dann die erhitzte Nahrung
- Nur essen, wenn man Hunger hat
- Einfach und mäßig, jedoch schmackhaft und abwechslungsreich essen
- Zwischen, nicht zu den Mahlzeiten trinken. Der Durst sollte mit Wasser oder ungesüßten Früchte- oder Kräutertees gelöscht werden, nicht mit Limonaden oder alkoholischen Getränken
- Zum Frühstück Brot oder Brötchen durch Obst oder Frischkornbrei ersetzen
- Zum Mittagessen Getreide/Gemüsekombinationen bevorzugen
- Zum Abendessen nur eine kleine Mahlzeit verzehren, am späten Abend nichts mehr essen
- In der Regel keine Zwischenmahlzeiten (Ausnahmen: Untergewichtige, geschwächte Menschen oder bei schweren Formen der Zuckerkrankheit)
- Keine künstlichen Süßstoffe

Bei zu rascher Umstellung von Milchkost auf Vollwertkost bei Kleinkindern können ebenfalls Schwierigkeiten auftreten. Hier ist die Verträglichkeit der Nahrungsmittel kritisch zu prüfen und gegebenenfalls dem Kind auch nicht-vollwertige Nahrung zu geben. Spätestens nach einem Jahr ist das Darmsystem weit genug entwickelt, um vollwertige Kost ohne weiteres verdauen zu können.

Achtung: Das Wohlbefinden des Kindes hat Vorrang vor strengen, ideologischen Grundsätzen!

Was versteht man unter Rohkost?

Bircher-Benner (1867-1939) setzte als erster vegetarische, rohe Kost systematisch in der Behandlung von Krankheiten ein.

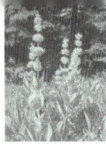

Die Rohkosternährung enthält Obst, Gemüse, Körner, Früchte, Kräuter und kalt gepresste Pflanzenöle. Der bereits bei der Vollwertkost empfohlene Anteil von 50% Rohkost wird bei reiner Roh- oder Frischkost auf 100% ausgedehnt.

Vorteile der Rohkost
- Hohe Dichte an essenziellen Nährstoffen
- Hoher Gehalt an Ballaststoffen
- Geringe Energiedichte (wenig Energie pro Gewichtseinheit)
- Hoher Sättigungswert

Eine zumindest zeitweise Ernährung ausschließlich mit Rohkost oder einer Vollwertkost mit sehr hohem Rohkostanteil stellt eine besonders intensive ernährungsmedizinische Maßnahme dar und kann ernährungsabhängige Krankheiten günstig beeinflussen. Oft bietet sich einen solche Kost auch im Anschluss an ein Heilfasten als Übergang zur Vollwertkost an. Die Verträglichkeit von Rohkost ist individuell sehr unterschiedlich. Eine sehr schlechte Verträglichkeit kann eine Gegenanzeige darstellen.

Was ist vegetarische Ernährung und welche Formen gibt es?

Vegetarische Kost ist eine Nahrung ohne tierische Produkte. Bereits die Vollwertkost ist eine vegetarisch orientierte Kostform (Fleisch, Fisch und Eier sind in geringen Mengen zulässig). Da es zahlreiche Unterarten vegetarischer Ernährung gibt, sind zur Vermeidung von Missverständnissen Begriffserklärungen notwendig.

Formen vegetarischer Ernährung
- Rein vegetarische Kost (veganische Ernährung): Völliges Fehlen tierischer Produkte
- Lakto-vegetabile Kost: Zusätzlich Milchprodukte
- Ovo-lakto-vegetabile Kost: Zusätzlich Ei- und Milchprodukte
- „Pudding-Vegetarismus": Fehlen von Fleischprodukten, aber keine Ausrichtung der Ernährung auf Vollwerternährung

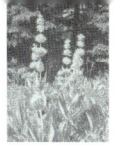

Eine rein vegetarische Ernährung (veganisch) kann möglicherweise zu Mangelerscheinungen führen – beispielsweise an Eiweiß, Eisen, Kalzium und Vitamin B12 . Bei einer ausgewogenen ovo-lakto-vegetabilen Kost sind in der Regel keine Mangelerscheinungen zu befürchten (junge Frauen sollten allerdings gelegentlich ihren Blutfarbstoff im Körper überprüfen lassen).

Was ist die Hay'sche Trennkost?

Nach den Erkenntnissen des amerikanischen Arztes Hay ist es als ungünstig anzusehen, konzentriert eiweißhaltige und konzentriert kohlenhydrathaltige Kost zusammen in einer Mahlzeit einzunehmen. Konzentriert eiweißhaltige Lebensmittel sowie saures Obst sollen saure Verdauungssäfte verbrauchen, konzentriert kohlenhydrathaltige basische Verdauungssäfte. In Nahrungstabellen ist nachzulesen, welche Nahrungsmittel konzentriert eiweißhaltig oder konzentriert kohlenhydrathaltig sind oder als saures Obst bezeichnet werden. Daneben gibt es noch so genannte neutrale Lebensmittel, die nach Belieben mit den anderen gemischt werden können. Unter Ernährungsphysiologen ist diese Diät äußerst umstritten, da die zugrunde liegenden theoretischen Erklärungen wissenschaftlich nicht nachvollzogen werden können. Viele Therapeuten und Patienten haben mit der Hay'schen Trennkost bei zahlreichen Erkrankungen jedoch positive Erfahrungen gesammelt.

Was versteht man unter makrobiotischer Ernährung?

Diese Ernährungsform ist Bestandteil einer Weltanschauung. Ihr geistiger Ursprung liegt im Zen-Buddhismus.

Bei sehr strenger makrobiotischer Kost können bei dauerhafter Einnahme Mangelerscheinungen nicht ausgeschlossen werden (z. B. Vitamin A, B12, C, Folsäure, Eisen, Kalzium, Jod). Der hohe Anteil von Vollkornprodukten, komplexen Kohlenhydraten und Ballaststoffen sowie die geringe Fettzufuhr lassen eine gemäßigte makrobiotische Ernährungsweise als günstig erscheinen. Die geforderte Reduktion der Trinkmenge ist als ungünstig anzusehen.

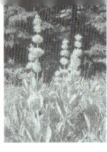

Was ist Heilfasten?

Beim Fasten handelt es sich um einen freiwilligen, seit Jahrtausenden als Heilverfahren bekannten Nahrungsverzicht.

Die Umschaltung des Organismus auf das Fasten erfolgt bei einer Zufuhr von weniger als 500–600 kcal/Tag über mehrere Tage. Alle Diätformen, die diese Voraussetzung erfüllen, lassen sich somit unter das Fasten subsumieren.

Welche Formen gibt es?

- Null-Kalorien-Diäten: Reines Wasserfasten, Nulldiät (mit Zugabe von Vitaminen und Mineralstoffen) und Teefasten (ohne Honig)
- Fastenformen mit geringer Nahrungszufuhr: Schleimfasten (besonders bei Magen- und Darmempfindlichen), Fasten nach Heun (mit Säften), Molkefasten und Fasten nach Buchinger (Säfte, Gemüsebrühe, Kräutertee)

Was bewirkt eine Fastenkur?

- Bei längerem Fasten (mehr als 14 Tage) kommt es zu einer durchschnittlichen täglichen Gewichtsabnahme von ca. 350 g (Frauen) bzw. 450 g (Männer).
- Es kommt zu einer gesteigerten Wasser- und Salzausscheidung. Dadurch kommt es zu einer Entlastung des Herzens, Puls und Blutdruck sinken.
- Bei Übergewichtigen nimmt die Lungenkapazität zu.
- Cholesterin, Triglyzeride (Neutralfett) und Blutzucker sinken. Mäßig erhöhte Leberwerte normalisieren sich, Harnsäure steigt während des Fastens vorübergehend an.
- Der Kohlenhydratstoffwechsel bei Diabetes mellitus II (Alterszucker) wird deutlich verbessert.
- Der Stoffaustausch zwischen Blutgefäßen und Gewebe wird verbessert.
- Gelenke und Wirbelsäule werden entlastet.
- Bei körperlichem Training während des Fastens ist eine Steigerung der körperlichen Leistungsfähigkeit möglich.
- Der Fastende gewinnt durch das Fasten an Selbstvertrauen.
- Das Fasten kann ein starker Impuls für die Neuordnung eines gesünderen Lebensstils sein.

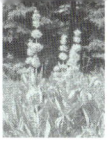

Unterstützung der Entgiftung

von	*durch*
Niere	viel trinken (mind. 2 l täglich, besser 3 l)
Haut	schwitzen (Sauna, → Kneipp'sche Therapie)
Darm	glaubern, Einläufe (siehe unten)
Leber	feuchtwarmer Leberwickel (→ Kneipp'sche Therapie)

Was ist die Ausleitung über den Darm?

Da durch einmaliges Glaubern zu Beginn des Fastens zwar eine weitgehende, aber keine vollständige Entleerung des Darmes erreicht wird, können noch vorhandene Kotreste gären und faulen. Die dabei entstehenden Substanzen belasten u.a. den Hirn- und Leberstoffwechsel und können Kopfschmerzen auslösen. Daher sollte während des Fastens alle zwei Tage, besser noch jeden Tag der Darm entleert werden. Dies geschieht am Anfang mit Glaubersalz, dann mit regelmäßigen Einläufen.

Wann sollte gefastet werden und wann nicht?

Anzeigen

- Übergewicht
- Diabetes mellitus II (nicht insulinpflichtig)
- Harnsäureerhöhung
- Bluthochdruck
- Fettstoffwechselstörungen
- Chronische Hepatopathien (Fettleber, chronische Hepatitis)
- Arterielle Durchblutungsstörungen (koronar*, zerebral* oder peripher)
- Venöse Durchblutungsstörungen (z. B. Ulcus cruris)
- Degenerative Gelenkerkrankungen
- Entzündliche Gelenkerkrankungen*
- Hauterkrankungen (wie Akne, Psoriasis*, Neurodermitis*)
- Asthma*
- Heuschnupfen
- Chronische Verstopfung
- Chronische Darmentzündungen* (M. Crohn, Colitis ulcerosa)

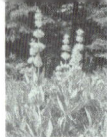

Gegenanzeigen

- Tuberkulose
- Krebs
- Zustand nach anderen schweren Erkrankungen oder Operationen
- Antikoagulation (z. B. Behandlung mit Marcumar®)
- Diabetes mellitus I (jugendliche Zuckerkrankheit)
- Insulinpflichtiger Diabetes mellitus II (nur unter strenger ärztlicher Überwachung)
- Psychosen
- Schwere Depressionen
- Bulimie, Anorexie
- Unbehandelte Überfunktion der Schilddrüse
- Leberzirrhose
- Kardiomyopathie (Herzmuskelerkrankung)
- Zustand nach Myokarditis (Herzmuskelentzündung)
- Akutes Magen- oder Darmgeschwür
- Mangelnde Einsichtsfähigkeit in notwendige Maßnahmen während des Fastens (intellektuell, zerebral oder charakterlich bedingt)
- Schwangere und Stillende
- Kinder vor Abschluss der Wachstumsreife

Die genannten Anzeigen und Gegenanzeigen gelten für alle erwähnten Arten des Fastens. Bei mit * gekennzeichneten Anzeigen sollte unbedingt unter fastenärztlicher Aufsicht gefastet werden.

Stoffwechselstörungen (wie erhöhtes Cholesterin, leichte Leberstörungen) lassen sich fast immer günstig beeinflussen. Bei chronischen Krankheiten (wie Neurodermitis, Rheuma) können mitunter dramatische Verbesserungen erzielt werden.

> **Achtung!** Der Organismus reagiert im und nach dem Fasten sehr viel empfindlicher auf Medikamente – sowohl bei Homöopathika und pflanzlichen Heilmitteln als auch bei chemisch-synthetischen Medikamenten. Medikamente nur nach ärztlicher Rücksprache absetzen oder reduzieren.

Eine Verbesserung tritt bei schweren chronischen Krankheiten oft erst nach so genannten Heilkrisen auf (ähnlich der homöopathischen Erstverschlimmerung), weshalb bei diesen Patienten das Fasten nur in der Fastenklinik angezeigt ist.

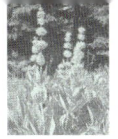

Was können Sie selbst, was sollte der Therapeut behandeln?

Was können Sie selbst, was sollte der Therapeut behandeln?

Der Gesunde kann ohne weiteres ein bis zwei Wochen fasten, um seine Gesundheit zu erhalten. Ein solches Heilfasten kann einmal (z. B. als Frühjahrskur), bei Bedarf aber durchaus mehrmals im Jahr durchgeführt werden. Der Anfänger sollte das erste Mal unter Anleitung (z. B. Fastengruppe bei der Volkshochschule, einer kirchlichen Einrichtung, einem Fasten-Reiseveranstalter, unter fastenärztlicher Anleitung zuhause oder in der Fastenklinik) fasten.

Was ist Homöopathie?

Die Homöopathie ist eine spezifische Reiztherapie, d.h. der Organismus wird mit kleinen Dosen bestimmter Substanzen gezielt gereizt. Das Ziel ist die Stimulierung der selbstregulatorischen Aktivität des Organismus.

Die Homöopathie geht auf den Arzt, Apotheker und Chemiker Samuel Hahnemann (1755–1843) zurück. Im Jahre 1790 beobachtete er in einem Selbstversuch mit Chinarinde mehr zufällig, dass diese Substanz bei ihm genau diejenigen Symptome erzeugte, zu deren Behandlung sie bei Kranken eingesetzt wurde. In zahlreichen weiteren Versuchen untersuchte er viele Substanzen pflanzlichen, tierischen oder mineralischen Ursprungs und kam immer wieder zu dem Ergebnis, dass Arzneien an Gesunden charakteristische Symptome hervorrufen können, die sie bei Kranken wiederum heilen können.

Aus seinen Experimenten leitete er folgenden Lehrsatz ab: „Wähle, um sanft, schnell, gewiss und dauerhaft zu heilen, zu jedem Krankheitsfall eine Arznei, welche ein ähnliches Leiden erregen kann als sie heilen soll!"

Was versteht man unter Ähnlichkeitsregel?

Die Ähnlichkeitsregel bildet die Grundregel aller homöopathischen Therapie, nach der sie auch den Namen Homöopathie trägt (homoion = ähnlich, pathos = Leiden). Sie besagt:

● Die Behandlung mit demjenigen Arzneimittel, welches bei gesunden Menschen die meisten ähnlichen Symptome erzeugt, vermag – in besonderer, potenzierter Form verabreicht – die Krankheit zu heilen.

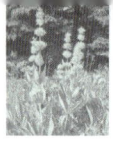

- Die Therapie mit „Gegenmitteln" (z. B. Schmerzen, Schlaflosigkeit oder Durchfall mit Opium) wird wegen der Gefahr der langfristigen Verschlimmerung oder der Entstehung neuer Krankheiten abgelehnt, die Behandlung mit „Gegenmitteln" ist in Notfällen allerdings ausdrücklich erlaubt.

Wann ist eine homöopathische Behandlung angezeigt?
Besonders gut der Homöopathie zugängliche Krankheiten sind:
- Funktionelle Erkrankungen (z. B. Reizdarm – Colon irritabile)
- Psychosomatische Erkrankungen (z. B. Migräne)
- Psychische Erkrankungen (z. B. Depression)
- Infektionskrankheiten (z. B. Masern)
- Chronisch entzündliche Erkrankungen (z. B. Darmentzündung)
- Bei organisch manifesten Erkrankungen (z. B. Arthrose) kann zwar nicht der Organschaden behoben, aber die Symptomatik gelindert werden.

Als absolute Gegenanzeige gilt:
- Allergie (z. B. gegen Bienengift). Hier darf das entsprechende Mittel (z. B. Apis) nicht als Tiefpotenz gegeben werden (gefahrlos ab D12).

Relative Gegenanzeigen stellen dar:
- Erkrankungen, die eine Substitutionstherapie erfordern, d.h. bestimmte Substanzen fehlen dem Körper und müssen von außen zugeführt werden (z. B. Diabetes mellitus Typ I durch absoluten Insulinmangel oder Blutarmut durch Eisenmangel).
- Akute Krankheitszustände, die lebensbedrohlich sind. Auch bei Erkrankungen, die eine rasche erfolgreiche Therapie erfordern oder um Spätschäden zu vermeiden, sollten bewährte Therapieverfahren der Schulmedizin vorrangig eingesetzt werden (z. B. akuter Herzinfarkt).
- Erkrankungen, die aufgrund der Schwere des Krankheitsbildes oder wegen Lebensgefahr eine Therapie erfordern, die die Krankheitssymptome rasch und sicher unterdrückt (z. B. schwerer, auf übliche Behandlung nicht ansprechender rheumatischer Schub, allergischer Schock).
- Hochpotenztherapie bei Erkrankungen, bei denen eine Erstverschlimmerung (siehe Nebenwirkungen) nicht tolerabel ist (z. B. sollte keine Neurodermitis als erstes mit einer Hochpotenz behandelt werden).

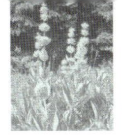

- Unzureichende Reaktionsfähigkeit des Organismus durch Alter, lange, schwere Vorerkrankung oder durch die Selbstregulation blockierende Vormedikation (z. B. Cortison, Immunsuppressiva); die Folge kann eine mangelnde oder nicht vorhandene Wirksamkeit der homöopathischen Therapie sein.
- Unheilbare organische Erkrankungen (wie Krebs).

Grundsätzlich kann jedoch bei allen genannten Krankheiten mit relativer Gegenanzeige eine unterstützende homöopathische Therapie durchgeführt werden.

Welche Nebenwirkungen und Risiken birgt eine homöopathische Therapie?

- Gelegentlich kann nach der Gabe homöopathischer Mittel eine Verstärkung der Beschwerden registriert werden (Erstreaktion oder -verschlimmerung).
- Sehr giftige Mittel sollen nicht über längere Zeit in niedrigen Potenzen gegeben werden, da durchaus chronische Vergiftungen resultieren können (z. B. bei Arsen oder Quecksilber in D4).
- Zu lange dauernde vergebliche homöopathische Behandlungsversuche können Komplikationen nach sich ziehen. Bei jeder homöopathischen Therapie ist zu fragen, ob die Krankheit einer homöopathischen Therapie überhaupt zugänglich ist (Gegenbeispiel: Diabetes mellitus Typ I).
- Die besondere homöopathische Denkweise sowie die Methodik zur richtigen Mittelfindung können dazu verleiten, eine vor der Behandlung erforderliche schulmedizinische Diagnostik zu vernachlässigen (z. B. monatelang als Magenschleimhautentzündung behandeltes Magenkarzinom ohne gastroskopische Untersuchung → rechtzeitige Magenspiegelung).

Was ist das Arzneimittelbild?

Die Gesamtheit aller durch eine Substanz hervorgerufenen Symptome ergibt das Arzneimittelbild dieser Substanz. Alle geprüften Substanzen werden in der Arzneimittellehre (= Materia medica) zusammengefasst. Darüber hinaus finden nicht nur die Ergebnisse der Arzneimittelprüfung Eingang in das Arzneimittelbild einer Substanz, sondern es werden auch pharmakologisch-toxikologische Erkenntnisse (z. B. Vergiftungssymptome) sowie die Erfahrung bei der Behandlung von Kranken berücksichtigt.

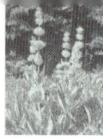

Was erwartet Sie beim Homöopathen?

Ein Homöopath ist ein Therapeut, der homöopathisch behandelt. Die von Laien oft gehörte Gleichsetzung von Homöopath und Heilpraktiker ist irreführend und unzutreffend, da es auch homöopathisch behandelnde Ärzte gibt. Andererseits gibt es auch Heilpraktiker, die gar nicht homöopathisch behandeln. Homöopathisch behandelnde Ärzte kann man an der Zusatzbezeichnung „Homöopathie" erkennen, die von der Landesärztekammer nach bestimmten Qualifikationen verliehen wird. Grundsätzlich darf aber jeder approbierte Arzt Homöopathika verordnen.

Bei einem Homöopathen wird weniger Wert auf eingehende körperliche Untersuchungen oder aufwändige diagnostische Maßnahmen gelegt – obwohl dies auch dazugehören kann -, sondern Sie müssen mit einer umfassenden homöopathischen Befragung (Anamnese) rechnen, die durchaus eine Stunde oder länger dauern kann. Es kann daher sinnvoll sein, wenn Sie schon vorher in Stichworten die Symptome und Begleitumstände Ihrer Erkrankung, aber auch andere wichtige Merkmale notieren.

Was ist die Dosierungslehre?

Die Homöopathie verwendet als Ausgangsstoffe folgende Substanzen:
- Pflanzliche Stoffe (z. B. Atropa belladonna, Tollkirsche)
- Tierische Stoffe (z. B. Apis mellifica, Honigbiene)
- Mineralische Stoffe (z. B. Sulfur, Schwefel)

Hahnemann beobachtete, dass durch eine besondere Art der Verarbeitung beim Verdünnen (Potenzieren) eine deutliche Wirkungsverstärkung erzielt werden kann. Er behauptete, dass nicht die materielle Substanz, sondern in der Substanz verborgene dynamische Kräfte, die durch das Potenzieren entwickelt werden, für die Heilwirkung verantwortlich sind.

Homöopathische Potenzen

Potenz	*Verdünnung*	*gebräuchliche Potenzen*
Urtinktur	1:1	Ø
D	1:10	1, 2, 3, 4, 6, 8, 12, 30, 60, 100, 200, 500, 1000
C	1:100	1–15, 30, 60, 100, 200, 500, 1000
LM, Q	1:50000	VI, XII, XVIII, XXIV, XXX

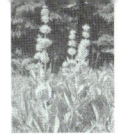

Hochpotenzen sind jene Potenzen, die theoretisch kein Molekül der Ausgangs-substanz mehr enthalten. Die Hochpotenzen beginnen bei D23, C12 und LM VI. Hochpotenzen werden gewöhnlich als Globuli oder Dilution verabreicht.

Die drei Grundprinzipien der Homöopathie sind:

- die Ähnlichkeitsregel
- die Arzneimittelprüfung
- die Dosierungsregel

Die Anhänger der Klassischen Homöopathie behandeln weitestgehend nach den von Hahnemann vorgegebenen Richtlinien. Meist wird eine strenge Einzel-mitteltherapie durchgeführt.

Was sind Komplexmittel?

Werden verschiedene homöopathische Einzelmittel mit ähnlicher Wirkungs-richtung in einem Präparat vereinigt, so bezeichnet man dieses als Komplex-mittel. Eine synergistische (wirkungsverstärkende) Wirkung der verschiedenen Einzelmittel wird angenommen, ist aber nicht bewiesen. Auf dem Arzneimittel-markt gibt es eine große Anzahl homöopathischer Komplexmittel als industri-ell hergestellte Fertigarzneimittel, die im Gegensatz zu den homöopathischen Einzelmitteln meist mit Indikationsangabe versehen sind.

Was ist die Biochemie nach Schüßler?

1873 veröffentlichte Wilhelm Heinrich Schüßler den Artikel „Eine abgekürzte homöopathische Therapie", in dem er darlegte, dass man mit nur zwölf anorga-nischen Stoffen (z. B. Kalium chloratum, Kaliumchlorid) ebenso gut wie mit dem umfangreichen homöopathischen Arzneimittelrepertoire therapieren könne. Diese zwölf Schüßler'schen Funktionsmittel wurden später um zwölf biochemische Ergänzungsmittel sowie elf biochemische Salben erweitert.

Obwohl er homöopathische Potenzen verwendete (D3, 6 und 12), bezeich-nete Schüßler sein Verfahren nicht als homöopathisch, sondern als bioche-misch, da es sich nicht auf das Ähnlichkeitsprinzip, sondern auf die physio-logisch-chemischen Vorgänge des menschlichen Organismus gründe. Die The-rapie besteht darin, im Krankheitsfall ein Defizit an anorganischen Stoffen me-

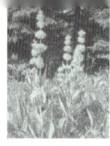

dikamentös zu substituieren. Unter Substitution wird hier keine nennenswert materielle verstanden, sondern ein Reiz, der die Zellen befähigt, die fehlenden lebenswichtigen Salze wieder vermehrt aus der Nahrung aufzunehmen.

Was sind Nosoden?

Nosoden sind homöopathisch potenzierte Präparate, die aus sterilisierten Krankheitsprodukten, Exkreten oder abgetöteten Mikrobenkulturen gewonnen werden. Daneben gibt es auch Toxine (Giftstoffe) und Allergene, die zwar definitionsgemäß keine Nosoden darstellen, aber wie diese in Diagnostik und Therapie eingesetzt werden.

Nosoden, Toxine, Allergene

Gruppe	Beispiel
Krankheitsprodukt	Nosode Appendizitis
Krankheitserreger	Nosode Tetanus
Arzneimittel	Phenacetinum
Stoffwechselprodukt	Cholesterinum
Toxin	Benzapyren

Erstverschlimmerungen wie bei jeder homöopathischen Therapie, aber auch durch die vorübergehende verstärkte Toxinausschwemmung sind möglich.

Was ist Spagyrik?

Die Spagyrik ist ein besonderes homöopathisches Zubereitungsverfahren, welches von Graf C. Mattei und C. F. Zimpel entwickelt wurde. Die spagyrische Herstellungsweise soll bewirken, dass sowohl die im Wasser als auch die im Alkohol löslichen Inhaltsstoffe, also das Gesamtspektrum der pflanzlichen Wirkstoffe, erfasst werden. Es wird eine verstärkte Wirksamkeit spagyrisch hergestellter Homöopathika erwartet, wofür wissenschaftliche Beweise noch ausstehen.

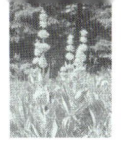

Was ist Mikrobiologische Therapie?

Mikrobiologische Therapie (früher auch: Symbioselenkung) hat das Ziel, eine normale Besiedelung des Darmes mit Keimen zu erhalten bzw. wiederherzustellen und/oder das darmassoziierte Immunsystem zu modulieren.

Zu diesem Zweck werden Bakterienkulturen (oder -bestandteile) zugeführt, die in unserem Darm in sinnvoller Zusammenarbeit mit unserem Körper stehen.

Unser Darm enthält mehr Bakterien als unser Körper Zellen. Wir sind daher auf eine Zusammenarbeit mit den – für uns vorteilhaften – Bakterien angewiesen.

Teilweise werden therapeutisch auch abgetötete Bakterien oder Bakterienbestandteile eingesetzt, die dann zwar nicht mehr vermehrungsfähig sind, aber trotzdem eine unspezifische Stimulation der Abwehrzellen des Darmes bewirken. Auch die Zufuhr von Nährstoffen, die das Wachstum für uns vorteilhafter Bakterien fördern (z. B. Milchzucker für Laktobazillen), kann im weiteren Sinne zur Mikrobiologischen Therapie gezählt werden.

Was ist eine Dysbiose des Darmes und woran erkennt man sie?

Ist unser Darm mit Keimen besiedelt, die für uns nicht vorteilhaft sind, so wird dies als Dysbiose bezeichnet. Solche Keime (z. B. Clostridien, Lamblien und mit zunehmender Bedeutung Hefepilze) schützen uns nicht mehr vor Infektionen, sondern können unter bestimmten Umständen selbst krank machen. Darüber hinaus bilden sie zahlreiche giftige Substanzen, die schädliche Wirkungen auf die Leber, das Nervensystem und das Immunsystem und außerdem zum Teil Krebs begünstigende Wirkungen besitzen.

Blähungen, häufiger Abgang von Winden, Magen-Darm-Krämpfe, Belastung des Herzens durch Zwerchfellhochstand infolge Magen-Darm-Blähung (Roemheld-Syndrom) sind sehr unspezifische Symptome, die bei vielen Störungen, aber auch bei einer Fehlbesiedelung des Darmes vorkommen können.

Bei Erkrankungen wie M. Crohn, Colitis ulcerosa, Heuschnupfen, allergisches Asthma bronchiale, Neurodermitis und Gelenkentzündungen nach Infektionen kann die Dysbiose zu einer Verschlechterung der Symptome beitragen.

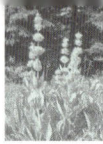

Wodurch entsteht eine Dysbiose des Darmes?

- Anatomische Ursachen: angeborene oder erworbene Verengungen im Darmtrakt, Divertikulose, Fisteln im Darmtrakt, Stoma-Operation
- Schwere Infektionen des Darmtraktes: Amöben, Typhus und Paratyphus, schwere Streptokokken- und Staphylokokkeninfektionen, Yersinien, Pilze, Lamblien, Rotaviren und Würmer
- Chronische funktionelle Störungen: Hypo- und Anazidität (zuwenig oder gar keine Magensäure), Erkrankungen der Bauchspeicheldrüse und der Galle, Malabsorptionssyndrome (Erkrankungen, die mit einer verminderten Aufnahme bestimmter Nährstoffe einhergehen, z. B. Zöliakie), Sklerodermie
- Ernährung: Denaturierte Nahrungsmittel (z. B. Zucker, raffiniertes Mehl), Nahrungsmittel, auf die allergische Reaktionen erfolgen, Farbstoffe und Konservierungsmittel, Schimmelpilzgifte, einseitige Ernährung
- Therapeutische Einflüsse: Antibiotika, Cortisonpräparate, Immunsuppressiva, „Pille", Strahlenbehandlung
- Umweltgifte: Blei, Cadmium, Quecksilber (Amalgam!), u.a. giftige Stoffe (u.U. auch schon bei Konzentrationen, die noch unterhalb der Vergiftungsgrenze liegen)
- Psychisch belastende Ereignisse, Stress (z. B. Trennungserlebnisse, Prüfungen)

Wie wird eine Mikrobiologische Therapie durchgeführt?

Die Mikrobiologische Therapie erstreckt sich meistens über einen Zeitraum von mehreren Monaten und kann folgende Schritte umfassen:
- Reduzierung der ungünstigen Darmkeime
- Aktivierung des Leberstoffwechsels, damit die aus dem Darm aufgenommenen giftigen Stoffwechselprodukte besser abgegeben werden können
- Anregung der Produktion von Verdauungssäften
- Zuführung von günstigen Darmkeimen oder deren Stoffwechselprodukten
- Gegebenenfalls Zufuhr von Vitaminen und Mineralien
- Ernährungsumstellung

Während und auch nach einer Mikrobiologischen Therapie ist auf eine Ernährung zu achten, die das Wachstum für uns vorteilhafter Keime ermöglicht und das Wachstum ungünstiger Keime (z. B. Hefepilze) hemmt. Eine natürliche Vollwertkost (→ Ernährungstherapie) stellt eine solche Ernährung dar.

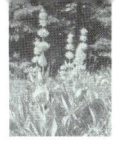

Wann ist Mikrobiologische Therapie sinnvoll?

Bei folgenden Erkrankungen sind eindeutige Erfolge belegt:

- Magen-Darm-Störungen, Verstopfung, Völlegefühl, Unverträglichkeit von Nahrungsmitteln, Nahrungsmittelallergien, Roemheld-Syndrom
- Vorangegangene Chemo-, Strahlen- oder Antibiotikatherapie
- Besserung der Krankheit durch radikale Ernährung (z. B. Fasten)
- Nachweis einer Darmdysbiose durch eine Stuhluntersuchung
- Colitis ulcerosa/M. Crohn

Bei folgenden Krankheiten sind positive Beeinflussungen möglich:

- Migräne und andere Kopfschmerzerkrankungen
- Allergisches Asthma bronchiale und Heuschnupfen
- Allergische Hauterkrankungen und Neurodermitis
- Akne

Was ist Nährstofftherapie (Orthomolekulare Medizin)?

„Orthomolekulare Medizin dient der Erhaltung guter Gesundheit wie auch der Behandlung von Krankheiten, indem die Konzentrationen körpereigener, für die Gesundheit wichtiger Substanzen verändert werden." (Linus Pauling)

Bei den eingesetzten Substanzen handelt es sich überwiegend um Vitamine und Mineralstoffe, aber auch um Aminosäuren, Fettsäuren oder Enzyme. Mit der erhöhten Zufuhr dieser Substanzen, die über die Nahrung oder in isolierter Form erfolgen kann, sollen:

- Mangelzustände ausgeglichen werden (z. B. Gabe von Magnesium bei Wadenkrämpfen und Magnesiummangel)
- Pharmakologische Effekte erzielt werden (z. B. günstiger Effekt von Magnesium auf bestimmte Herzrhythmusstörungen, auch wenn kein Magnesiummangel vorliegt)

Die Therapie mit Substanzen, die der Nahrungsergänzung dienen, soll den Körper in die Lage versetzen, mit optimalen Konzentrationen aller wichtigen Substanzen eine gute Regulationsfähigkeit des Organismus zu erhalten oder

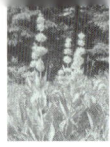

wiederherzustellen. Regulationsfähigkeit ist die Fähigkeit, krank machende Reize (z. B. Stress, Umwelteinflüsse, Bakterien) angemessen zu beantworten.

Wie entstehen Nährstoffdefizite?

Falsche Ernährung und übermäßiger Genussmittelkonsum stellen die wichtigsten Ursachen für Mangelzustände an Nährstoffen dar.

- Ernährung
  Einseitige Ernährung (z. B. „fast food", Alkoholismus)
  Nahrungsverarbeitung (z. B. Verlust von Nährstoffen durch Erhitzen, chemisches Konservieren)
  Nährstoffverluste durch lange Transportwege und Lagerung
- Genussmittel
  Alkohol kann einen Mangel an wichtigen Vitaminen und Mineralstoffen bedingen (z. B. Vitamin B1, B6, B12, Niacin, Pantothensäure, Folsäure, Magnesium)
- Koffein in Kaffee, Tee, Cola-Getränken erhöht die Ausscheidung wichtiger Mineralstoffe (Kalium, Magnesium, Kalzium, Zink)
- Nikotin (erhöhter Bedarf an Vitamin C und Zink zur Entgiftung)

Während Schwangerschaft und Stillzeit, während Wachstumsphasen, in der Rekonvaleszenz, nach Krankheiten oder Operationen, bei Dialyse sowie bei starker körperlicher oder seelischer Belastung besteht ein erhöhter Bedarf an lebenswichtigen Nährstoffen. Außerdem kann es durch Umwelteinflüsse zu Nährstoffmangelzuständen kommen, wobei der jeweilige Mangelstoff nicht sicher vorhersagbar ist.

Viele Medikamente können den Bedarf an Nährstoffen ebenfalls erhöhen, zum Beispiel

- „Pille": Vitamin B1, B2, B6, B12, Folsäure, Vitamin C, A, E, Kalium
- Abführmittel: Vitamin A, D, E, K, Kalium, Magnesium
- Synthetische Fettsenker: Vitamin B12, Folsäure, Vitamin A, D, E, K

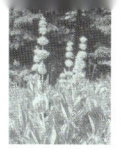

Tageszufuhr und therapeutische Dosierung wichtiger Nährstoffe

Nährstoff	Empfohlene Tageszufuhr mit der Nahrung	Therapeutische Dosierung
Vitamin A	4000–5000 I.E.	10000–50000 I.E. (Schwangere max. 10000) I.E.
Beta-Karotin	3 mg	5–50 mg
Vitamin B1	1,0–1,5 mg	10–1000 mg
Vitamin B2	1,2–5 mg	10–50 mg
Viacin (B3)	15–20 mg	50–4000 mg
Pantothensäure	4–7 mg	50–1000 mg
Vitamin B6	1,5–2,0 mg	10–300 mg
Folsäure	0,16–0,2 mg	1,4–5 mg
Vitamin B12	2 µg	10–1000 µg
Biotin	30–100 µg	300–5000 µg
Vitamin C	100 mg	50–10000 mg
Vitamin D	200 I.E.	400–1000 I.E.
Vitamin E	8–12 I.E.	100–1200 I.E.
Vitamin K	65–80 µg	30–100 µg
Pangamsäure	5 mg	bis 240 mg
Lezithin	1–3 g	5–10 g
Chrom	50–200 µg	100–300 µg
Eisen	10–18 mg	10–100 mg
Fluor	1 mg	1 (–100, ggf. bei Osteoporose) mg
Jod	0,1–0,25 mg	0,1–0,25 mg
Kalium	3–4 g	1–8 g
Kalzium	800–1200 mg	500–1500 mg
Kupfer	1–3 mg	1–3 mg
Magnesium	280–350 mg	300–900 mg
Mangan	2–5 mg	2–50 mg
Molybdän	75–250 µg	100–1000 µg
Selen	50–200 µg	50–300 µg
Zink	12–15 mg	20–100 mg

Umrechnung: 1 g = 1000 mg = 1.000.000 µg nach DGE und RDA

Die Empfehlung der täglichen Zufuhr bezieht sich auf Dosierungen, bei denen keine Mangelerscheinungen zu befürchten sind. Möglicherweise ist eine optimale Funktion des Organismus aber erst bei höheren Dosierungen gewährleistet.

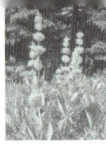

Wie lässt sich ein Nährstoffmangel erkennen?

- Serum: Stellt üblicherweise nur den Transportweg dar und erlaubt relativ wenig Rückschlüsse auf den Gehalt des Stoffes im Körper.
- Vollblut: Genauere Rückschlüsse über den Körpergehalt möglich.
- Haar: Lediglich bei einigen Stoffen (Kokain, Arsen, Thallium) hat sich die Haaranalyse bewährt. Ansonsten leider unbrauchbar wegen vieler Fehlermöglichkeiten.
- Urin: Spiegelt nur die aktuelle Ausscheidungssituation wider. Durch bestimmte Provokationstests können aber Rückschlüsse auf die Körperdepots gezogen werden.

Wie kann man einem Nährstoffmangel vorbeugen?

- Meiden Sie Genussgifte weitestgehend.
- Achten Sie darauf, keine Medikamente einzunehmen, die einen Nährstoffmangel fördern können. Wenn solche Medikamente notwendig sind, dann ernähren Sie sich vorwiegend mit solchen Lebensmitteln, die reich an Nährstoffen sind, bei denen es zu einem Mangel kommen könnte.
- Auch bei besonderen Belastungen, die einen Mangel an bestimmten Nährstoffen bedingen können, sollte besonderer Wert auf eine nährstoffreiche Ernährung und ggf. auf eine großzügige Ernährung mit Nährstoffpräparaten gelegt werden.
- Die wichtigste Empfehlung ist, sich mit Lebensmitteln zu ernähren, die eine hohe Nährstoffdichte aufweisen (→ Ernährungstherapie).

Wann ist die zusätzliche Zufuhr von Nährstoffen sinnvoll?

Biologische Substanzen sollten immer dann gegeben werden, wenn Defizite dieser Substanzen nachgewiesen, aufgrund der Erkrankung zumindest wahrscheinlich sind oder bei der zu behandelnden Krankheit günstige Effekte erwarten lassen (→ auch Therapieteil).

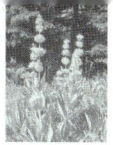

Was ist Neuraltherapie?

Neuraltherapie ist eine Regulations- oder Umstimmungstherapie, bei der Lokalanästhetika („örtliche Betäubungsmittel") injiziert werden.

Neuraltherapeuten behandeln mit Injektionen dieser „Betäubungsmittel" u.a. in die Haut, in Muskeln, an Narben, in Akupunkturpunkte und an Nerven. Das klassische, fast jedem aus eigener Erfahrung bekannte Beispiel hierfür ist die Betäubungsspritze beim Zahnarzt.

Bei der Wirkung der Neuraltherapie kommt es allerdings weniger auf diese schmerzstillende Lokalanästhesie als auf die Regulierung gestörter örtlicher oder übergeordneter Regelkreise an.

Die Neuraltherapie bedient sich verschiedener Injektionstechniken, die von einfachen Quaddelungen der Haut bis zu tiefen Injektionen an Nervengeflechte reichen.

Es werden hierfür hauptsächlich die Substanzen Procain und Lidocain eingesetzt.

Für die neuraltherapeutische Wirkung ist die Substanz, ihre Konzentration und die Menge des eingesetzten Mittels von eher untergeordneter Bedeutung, entscheidend ist die richtige Wahl des Injektionsortes.

Da man in der Neuraltherapie mit kleinen Mengen, geringen Konzentrationen und Mitteln ohne Zusätze arbeitet, um die gewünschte regulierende Wirkung zu erreichen, handelt es sich um ein außerordentlich nebenwirkungsarmes Verfahren.

Was bewirkt eine neuraltherapeutische Injektion und wie geschieht dies?

Lokalanästhetika haben u.a. schmerzstillende, entzündungshemmende und lymphflussanregende Wirkungen. Ein Teil der Wirkungen lässt sich mit diesen pharmakologischen Eigenschaften der eingesetzten Mittel erklären. Darüber hinaus behauptet die Neuraltherapie aber, übergeordnete Regelkreise, die Muskeln, Nerven, ja sogar Hormonsysteme betreffen, beeinflussen zu können.

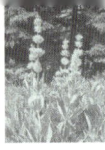

Was versteht man unter einem Störfeld?

Ein Störfeld (z. B. eine alte Narbe, eine chronisch entzündete Rachenmandel) sendet ständig Dauerreize aus, die die Regelkreise laufend belasten. An einem Ort verminderter Abwehrkraft, der damit für das Auftreten einer krankhaften Störung disponiert ist, führen diese Dauerreize zu Beschwerden, wobei dieser Ort weit vom Störfeld entfernt sein kann. Wird an das Störfeld ein Lokalanästhetikum injiziert, gehen – zumindest für eine gewisse Zeit – vom Störfeld keine schädlichen Dauerreize mehr aus und die Selbstregulationskräfte des Organismus sind wieder in der Lage, die Beschwerden aus eigener Kraft zu beseitigen. Gelegentlich verschwinden bei der Injektion an das richtige Störfeld die Beschwerden nicht sofort, aber andere Therapien, die bisher erfolglos eingesetzt wurden, greifen nun wieder.

Lehrsätze der Neuraltherapie

- Jede chronische Krankheit kann störfeldbedingt sein.
- Jede Stelle des Körpers kann zum Störfeld werden.
- Die Injektion mit Lokalanästhetika in das verantwortliche Störfeld heilt die störfeldbedingten Krankheiten, soweit das anatomisch möglich ist, schlagartig über das Sekundenphänomen.
- Die völlige Beschwerdefreiheit bei Injektion an das Störfeld muss mindestens 20 Stunden anhalten (bei Zähnen mindestens 8 Stunden).
- Kehren die Beschwerden nach einer Zeit von mehr als 20 Stunden (oder 8 Stunden bei Zähnen) wieder, muss die Beschwerdefreiheit bei erneuter Injektion an das Störfeld länger als bei der Erstinjektion anhalten.

Wann ist die Neuraltherapie sinnvoll?

- Bei nahezu allen Schmerzzuständen und Entzündungen. Selbst bei Tumorerkrankungen können – zumindest unterstützend – Verbesserungen erzielt werden. Nach Operationen und Unfällen kann die Schmerzbeseitigung oder -linderung zu einer rascheren Mobilisation und Rehabilitation führen.
- Bei chronischen Erkrankungen, besonders wenn der Verdacht auf das Vorliegen eines Störfeldes besteht
- Bei funktionellen und hormonellen Störungen
- Diagnostische Klärung mittels Neuraltherapie: Bei Schmerzzuständen unklarer Ursache kann die Neuraltherapie zur Auffindung beitragen.

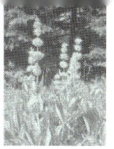

Wann darf diese Therapie nicht eingesetzt werden?

- Gerinnungsstörungen sowie Antikoagulation. Hier sind tiefe Injektionen wegen der Blutungsgefahr untersagt. Narbenbehandlungen, Quaddelungen der Haut und Injektionen unter die Haut mit dünnen Nadeln können allerdings gefahrlos erfolgen.
- Bakteriell entzündete Haut: Injektion durch eine solche Haut kann zu einer Ausbreitung der Entzündung führen.
- Cholinesterase-Mangel: Erblich bedingter Mangel eines Enzyms, welches Lokalanästhetika abbaut.
- Allergie gegen das Lokalanästhetikum (selten).
- Ablehnende Haltung des Patienten, starke Angst vor Spritzen: Hier sollte wegen der Gefahr von Komplikationen eher auf andere Naturheilverfahren zurückgegriffen werden.

Welche Gefahren bestehen bei der Neuraltherapie?

- Kräftiger Puls, allgemeines Wärmegefühl, leichtes Schwitzen, leichtes Zittern können ganz normale Reaktionen auf das Lokalanästhetikum sein; diese Empfindungen verschwinden nach wenigen Minuten.
- Schwindel (bis zum Kollaps) kann bei besonders dafür prädestinierten Patienten häufiger vorkommen.
- Bei Injektion an tiefer liegende Strukturen können Schmerzen auftreten. Diese verschwinden in der Regel nach wenigen Sekunden.
- Bei schneller Anflutung oder bei großer Menge von Lokalanästhetika kann es zu Erbrechen, Benommenheit, Verlangsamung der Herzfrequenz, Herzrhythmusstörungen oder Kollaps kommen.
- Injektionen an die Schilddrüse oder an den gynäkologischen Raum (im Unterbauch) können mitunter zu erheblichen psychovegetativen Reaktionen führen (z. B. Weinkrampf kurz nach der Injektion).
- Die versehentliche Injektion in ein hirnzuführendes Gefäß kann zu Krämpfen führen. Bei guter Kenntnis der anatomischen Verhältnisse und gewissenhafter Überprüfung, ob die Nadel nicht in einem Gefäß liegt, ist eine solche Injektion praktisch nicht möglich.
- Konservierungsmittel in Durchstechflaschen können allergische Reaktionen verursachen.

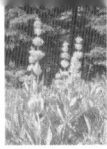

Wie wird bei der Neuraltherapie injiziert?

Quaddeln

Bei der Quaddelung wird mit einer dünnen Kanüle eine geringe Menge eines Lokalanästhetikums ganz oberflächlich in die Haut injiziert. Dabei bildet sich auf der Haut ein kleines Bläschen, die Quaddel, welches wie ein Insektenstich aussieht.

Infiltration

Bei der Infiltration wird etwas tiefer in die Muskulatur injiziert, wobei besonders knotige Verhärtungen bevorzugt werden.

Intravenöse Injektion

In der Regel wird 1 ml Lokalanästhetikum in eine Vene injiziert und beim Herausziehen der Nadel noch ein kleines Depot neben das Gefäß zur Beeinflussung der das Gefäß umgebenden Nerven gesetzt.

Narbenbehandlung

Das Unterspritzen von Narben dient der Vorbeugung, dem Auffinden oder dem Behandeln von Narbenstörfeldern.

Behandlung von Nervenaustrittspunkten

Zur Behandlung eines Nervs kann eine Behandlung der Stelle, wo der Nerv aus dem Knochen an die Oberfläche tritt, hilfreich sein.

Injektion in Ganglien (Nervenknoten) und Spinalwurzeln (Nervenwurzeln an der Wirbelsäule)

Mit diesen Injektionen können oft große Gebiete und übergeordnete Regelkreise beeinflusst werden. Dabei handelt es sich um tiefere Injektionen mit etwas dickeren und längeren Nadeln.

Behandlung der Tonsillen (Mandeln)

Die Injektionen an die Rachenmandeln bzw. an die Tonsillektomienarben ist eine häufige Behandlungsmethode bei vielen Erkrankungen im Kopfbereich sowie zur Störfeldsuche.

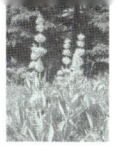

Behandlung der Schilddrüse

Die Schilddrüse ist ein wichtiges Zentrum der vegetativen und hormonellen Regulation. Die Injektion erfolgt mit einer dünnen Nadel an beide Schilddrüsenlappen.

Behandlung der Zähne

Zähne sind nicht selten Störfelder. Zum Testen und Behandeln dieser Störfelder muss an die einzelnen verdächtigen Zähne injiziert werden.

Gelenkbehandlung

Bei rheumatischen Beschwerden, Arthrosen oder anderen Gelenkbeschwerden lassen sich mit der Neuraltherapie gute Erfolge erzielen. Dabei wird meist an die das Gelenk umgebenden Strukturen (Kapsel, Schleimbeutel, Bänder) injiziert.

Was ist Ordnungstherapie?

Alles, was zur richtigen Ordnung des Lebens und damit zur Stärkung des Organismus gegenüber allen möglichen krankheitserzeugenden Einflüssen beiträgt, kann unter die Ordnungstherapie subsumiert werden. Ordnungstherapie umfasst psychosomatische, rhythmische, soziale, kulturelle, politische, ökonomische und ökologische Aspekte. Sie stellt somit ein umfassendes, ganzheitliches Behandlungsprinzip der Naturheilverfahren dar und müsste eigentlich an erster Stelle der beschriebenen Naturheilverfahren stehen, da sie gewissermaßen das übergeordnete Prinzip aller Naturheilverfahren ist. Jede naturheilkundliche Behandlung einer Krankheit versucht, die gestörte Ordnung im Organismus wieder herzustellen bzw. die Selbstheilungskräfte durch gezielte Reize dahingehend zu aktivieren, einen Zustand der „Unordnung", der sich in Krankheit manifestiert, zu beseitigen.

Unter dem Titel „Die Ordnungsgesetze des Lebens" veröffentlichte Bircher-Benner 1937 seine Erkenntnisse zur Ordnungstherapie. In einer Welt, die mehr und mehr in Unordnung zu geraten scheint, ist die Auseinandersetzung mit Regeln, die das Leben ordnen und Gesundheit zu stabilisieren vermögen, wichtiger denn je.

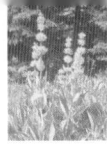

Das Organisationsgesetz der Nahrung

Nahrung ist nach Bircher-Benner mehr als die Summe aus Energie und den einzelnen Nährstoffen. „Das maximale Wirkungsvermögen der vegetabilen (pflanzlichen) Frischnahrung ist bei allen Krankheiten eine unvergleichliche Heilkraft, für die Gesunden aber eine Schutzkraft gegen Krankheit." Die moderne Ernährungsforschung und -beratung ist heute immer noch überwiegend analytisch-mechanistisch ausgerichtet und beurteilt die Nahrung nach Energie-, Vitamin- und Mineralgehalt, vernachlässigt dabei aber die Ordnungskraft der Nahrung, da sie ein Qualitätsmerkmal darstellt, sich aber nicht messen lässt.

Das Gleichgewichtsgesetz der Ernährung

„Der Organismus bedarf der Zufuhr sämtlicher Nährfaktoren … in einem harmonischen Gleichgewicht … Ist die Nahrung quantitativ und kalorisch genügend oder selbst überreich, sind aber einzelne Faktoren in zu geringer Menge, andere im Überfluss vorhanden, so wird die Harmonie der Lebensvorgänge im Körper gefährdet, die Gesundheit und die Konstitution schleichend geschädigt, sodass schließlich mancherlei Krankheiten auftreten."

Bircher-Benner lehnte auch die Zufuhr von Fleisch und anderen tierischen Produkten nicht strikt ab, empfahl aber ein Maßhalten. Er kritisierte die bereits zu seinen Lebzeiten übermäßige Zufuhr tierischer Produkte.

Das Ökonomiegesetz

Das Ökonomiegesetz, d.h. das Gesetz der Wirtschaftlichkeit, besagt, „dass überschüssige Nahrungszufuhr sowohl die Leistungsfähigkeit als auch die Gesundheit mindert … die Nahrungszufuhr soll gerade den Bedarf decken." Mit einer Nahrung, die reich an frischen Bestandteilen ist, lässt sich auch das Ökonomiegesetz leicht einhalten.

Das Mundgesetz

Bircher-Benner fordert hier, dem richtigen Gebrauch des Mundorgans bewusste Aufmerksamkeit zu schenken. Insbesondere „bedarf es bei der Mahlzeit einer geeigneten Gemütslage, Kummer, Sorge, Ärger, Eile mögen der Nahrungsaufnahme fern bleiben." Die Sinnesfähigkeiten des Mundes sollten also bei der Nahrungsauswahl genutzt werden, die Vorverdauung im Mund und damit eine

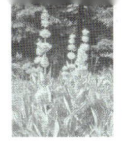

bessere Aufnahme der Nährstoffe im Darm durch gutes Einspeicheln und Kauen der Nahrung zu verbessern.

Das Ordnungsgesetz des Hautorgans

Verschiedene Reize wie Sonne, Wasser, Luft, Wärme, Kälte treffen auf unsere Haut. Diese Reize sind sinnvoll und notwendig, sie steigern das Hauterleben und die Gesundheit.

Das Ordnungsgesetz des Hautorgans hat auch heute nichts an Aktualität verloren. Es kommt eben auf die „wohlbemessene regelmäßige Besonnung" an. Immunstärkende Wirkungen mäßiger sowie immunschwächende Wirkungen starker Sonnenbestrahlung sind mittlerweile auch wissenschaftlich belegt.

Das Ordnungsgesetz der Lungen

„Unsere Lungen bedürfen frischer, reiner Luft bei Tag und Nacht." Jeder hat die Möglichkeit und die Verpflichtung, in seinem eigenen Umfeld dem Gebot nach reiner Luft zu folgen.

Das Ordnungsgesetz der Beziehung zur Schwerkraft

Auch regelmäßige körperliche Bewegung gehört zu einer sinnvollen Ordnung des Lebens. Leider sieht man auch in der naturheilkundlichen Bewegung immer wieder Menschen, die sich zwar gesund ernähren, ihre Krankheiten und Beschwerden nur mit pflanzlichen oder homöopathischen Mitteln behandeln, ihren Körper aber vernachlässigen.

Das Ordnungsgesetz des Lebensrhythmus

Es konnte inzwischen nachgewiesen werden, dass praktisch alle Körperfunktionen in rhythmischen Prozessen ablaufen. Durch unser Verhalten können wir jedoch der Rhythmik unseres Körpers zuwiderhandeln und damit den Organismus einem vermehrten Stress aussetzen, da er durch ständige Anpassungsschwierigkeiten die sinnvolle Rhythmik wieder herzustellen versucht. Dies können wir unterstützen durch:

- eine Lebensweise, die die Tages-, Monats- und Jahresrhythmen entsprechend berücksichtigt,
- das Setzen von therapeutischen Reizen, die die körpereigenen Rhythmen unterstützen.

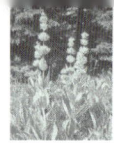

Bei der Behandlung sollte daher folgendes bedacht werden:

- Behandlungen, die täglich erfolgen, sollten zur gleichen Tageszeit verabreicht werden.
- Behandlungen, die nicht täglich erfolgen, sollten jeweils an den gleichen Wochentagen erfolgen.
- Kuren und Urlaube sollten regelmäßig im Jahresrhythmus erfolgen.

Das Ordnungsgesetz des Seelenlebens

„Ein schlecht ernährter, vergifteter Körper macht auch die Seele leiden, ein minderwertiger Körper erzeugt Minderwertigkeitskomplexe ... Seelische Erregungen gibt es positiver und negativer Art. Positiv sind Vertrauen, Mut, Zuversicht, Glaube, Hoffnung, Liebe; negativ sind Misstrauen, Furcht, Angst, Neid, Eifersucht, Hass, Zweifel, Hoffnungslosigkeit. Jeder Erregungsvorgang ... wird mit all seinen Zusammenhängen vom Erinnerungsorgan der Seele ... registriert und für alle Zeiten festgehalten. ... Nur die Macht des Geistes ... vermag hier Ordnung zu schaffen."

Besser können psychosomatische Aspekte unseres Seins, also Beziehungen zwischen Körper und Seele, kaum ausgedrückt werden.

Das Reich der Ordnungen

Bei den von Bircher-Benner formulierten Ordnungsgesetzen fällt auf, dass vier davon aus dem Bereich der Ernährung stammen, vier betreffen unsere Beziehung zur unbelebten Umwelt und eines widmet sich dem Seelenleben. „Sie bilden zusammen das Reich der Ordnungen. Wer in diesem Reiche lebt, gewinnt das höchste Gut: die volle Gesundheit. Außerhalb dieses Reiches ziehen Unordnung und in der Folge Krankheiten in das menschliche Leben ein."

Medizinische Therapeuten – auch aus dem naturheilkundlichen Bereich – fragen Patienten leider viel zu selten nach ihren Lebensumständen, nach ihrer Lebensordnung (oder -unordnung). Daher sind Sie selbst aufgerufen, Ihre persönliche Lebensordnung in die eigenen Hände zu nehmen.

Wann ist die Ordnungstherapie sinnvoll?

Grundsätzlich sind bei allen Krankheiten ordnungstherapeutische Maßnahmen angezeigt, wenn ein Verstoß gegen eine sinnvolle Lebensordnung vorliegt. Bei einigen Krankheiten kann diese Therapie die wichtigste Maßnahme sein,

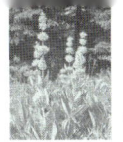

ohne die alle anderen Verfahren versagen würden (z. B. arterielle Verschluss-krankheit der Beine und Rauchen, Schlafstörungen bei unregelmäßiger Lebensweise). Bei anderen Krankheiten können sinnvolle Änderungen der Lebensordnung zwar allein nicht den Behandlungserfolg garantieren, jedoch können sie dazu beitragen, dass der Organismus von Störungen entlastet wird und so seine eigenen Selbstheilungskräfte besser entfalten kann.

Was ist Pflanzenheilkunde?

Unter Pflanzenheilkunde (Phytotherapie) im Sinne der Arzneimittelgesetzgebung wird die Therapie mit Arzneimitteln verstanden, die ausschließlich aus Pflanzen, Pflanzenteilen, Pflanzeninhaltsstoffen oder deren einfachen pharmazeutischen Zubereitungen bestehen.

Die Qualität von Pflanzenheilmitteln bestimmt, wie wirksam die Therapie ist. Sie wird vom Wirkstoffgehalt und der pharmazeutischen Zubereitungsform des Arzneimittels beeinflusst.

Welche Zubereitungsformen von Pflanzenheilmitteln gibt es?

- **Dekokt**: Abkochung mit Wasser, meist bei harten Pflanzenteilen (z. B. Wurzeln, Rinden)
- **Elixier**: Weingeistige Tinktur mit Zusätzen (z. B. Extrakten, ätherischen Ölen)
- **Extrakt**: Konzentrierter Pflanzenauszug mit wässrigen, alkoholischen oder ätherischen Lösungsmitteln
- **Infus**: Aufguss mit kochendem Wasser, meist aus zarten Blütenteilen (z. B. Blüten, Blätter, Samen)
- **Mazeration**: Kaltwasserauszug, meist bei schleimhaltigen Drogen sowie Baldrian
- **Pulver**: Pulverisierte Pflanzen oder Pflanzenteile
- **Sirup**: Dickflüssige Zuckerlösung mit Wasser, Wein oder Alkohol und Drogenauszügen
- **Species** (Teegemisch): Mischung zerkleinerter oder ganzer Pflanzenteile

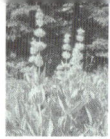

- **Tinktur**: Dünnflüssiger Drogenauszug, entspricht einer länger dauernden Mazeration
- **Unguentum** (Salbe): Streichfertige Zubereitung zur äußeren Anwendung

Pflanzliche Zubereitungen eignen außerdem sich zur Selbstbehandlung mit Umschlägen, Heublumensäcken, Inhalationen und Bädern. Daneben gibt es noch zahlreiche vom pharmazeutischen Gewerbe industriell hergestellte Fertigpräparate als Dragees, Tabletten, Suppositorien, Inhalationslösungen und Injektionsampullen. Viele dieser Fertigpräparate liegen als Kombinationspräparate mit Bestandteilen mehrerer Pflanzen, teilweise auch in Kombination mit homöopathischen Mitteln oder synthetischen Substanzen vor.

Welches sind die bevorzugten Anwendungsgebiete?

- Katarrhalische Atemwegserkrankungen
- Immunstärkung
- Magen- und Darmerkrankungen
- Erkrankungen des Herz-Kreislauf-Systems
- Beschwerden des Urogenitaltraktes
- Psychovegetative Störungen und Schlafstörungen

Können Heilpflanzenzubereitungen auch unerwünschte Nebenwirkungen haben?

Grundsätzlich kann es bei allen Pflanzenheilmitteln zu allergischen Reaktionen kommen, wenn eine Allergie gegen eine der im verwendeten Arzneimittel enthaltenen Pflanzen vorliegt.

Die Nebenwirkungen der stark wirksamen Pflanzenheilmittel sind bekannt und werden bei der Verordnung durch den Arzt berücksichtigt. Die milder wirkenden, zur Selbstmedikation geeigneten Pflanzenheilmittel zeichnen sich durch eine große therapeutische Breite aus. Akute Vergiftungen sind daher selbst bei Überdosierungen kaum zu erwarten. Bei bestimmungsgemäßem Gebrauch sind Nebenwirkungen selten oder meist harmloser Natur. Bei langem Gebrauch können aber auch diese Mittel mitunter sogar vital bedrohliche Nebenwirkungen (z. B. Abführmittel) hervorrufen.

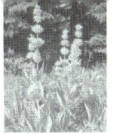

Was sind Physikalische Therapien?

Unter diesem Begriff werden zusammengefasst:

- Kneipp'sche Hydro- und Thermotherapie
- Bewegungstherapie
- Manuelle Medizin (Chirotherapie)
- Massage
- Elektro- und Ultraschalltherapie
- Phototherapie
- Balneo- und Klimatherapie

Was ist die Kneipp'sche Hydro- und Thermotherapie?

Unter Kneipp'scher Hydro- und Thermotherapie versteht man die Anwendung von Wasser- und/oder Temperaturreizen zur Heilung von Krankheiten, zur Linderung von Beschwerden und zur Vorbeugung von Gesundheitsstörungen. Dabei werden u.a. Waschungen, Wickel, Bäder und Güsse eingesetzt. Vermutlich gehört die Hydro- und Thermotherapie zu den ältesten medizinischen Verfahren.

Dem Pfarrer Sebastian Kneipp, der auf den Erkenntnissen seiner Vorgänger aufbaute, ist es zu verdanken, dass diese Form der naturheilkundlichen Therapie einer breiten Bevölkerung zugänglich gemacht wurde.

Nachdem Kneipp sich durch Wasseranwendungen selbst von einem Leiden kurieren konnte, baute er die Hydrotherapie zu einem Behandlungssystem aus, welches schließlich über 100 verschiedene Anwendungen umfasste. Von kleinsten bis zu stärksten Reizen konnte er sehr differenziert behandeln. Dabei richtete er sich nach der zu behandelnden Krankheit, der individuellen Reaktionsfähigkeit des Patienten und zunächst nach seiner Intuition, später nach seiner Erfahrung. Er entwickelte ein umfassendes Behandlungskonzept, in dem die Hydrotherapie eine der fünf Säulen darstellte.

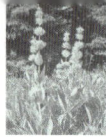
Säulen der Kneipp'schen Therapie

- Ordnungstherapie
- Ernährungstherapie
- Bewegungstherapie
- Pflanzenheilkunde
- Hydrotherapie

Wie wirkt die Kneipp'sche Hydro- und Thermotherapie?

Bei einer Kneipp'schen Anwendung wird ein thermischer Reiz (Wärme oder Kälte) gesetzt, wobei unterschiedliche Medien – meist Wasser, aber auch Heublumenauflagen, Kartoffelbrei oder Lehm – verwendet werden. Dieser Reiz wird vom Organismus entsprechend beantwortet, woraus die therapeutischen Effekte resultieren.

- Kreislauf: Die Durchblutung wird verbessert, zu hoher oder zu niedriger Blutdruck können zur Norm hin reguliert werden.
- Atmung: Die Atemtätigkeit kann gesteigert werden (Kaltreize), verkrampfte Bronchialmuskeln können entspannt werden (Wärmereize).
- Stoffwechsel: Der Grundumsatz kann erhöht werden, die Ausscheidung von Stoffwechselabbauprodukten wird gefördert.
- Nervensystem: Das gestörte vegetative Nervensystem wird zur Norm hin reguliert.
- Drüsentätigkeit, Hormonstoffwechsel: Eine gesteigerte Hormonproduktion kann gedämpft, eine zu geringe Hormonproduktion gesteigert werden.
- Wärmehaushalt: Übermäßiges Schwitzen oder Frieren wird zur Norm hin reguliert.
- Haut, Bindegewebe: Die Durchblutung, Ver- und Entsorgung der Gewebe wird verbessert, die Lymphzirkulation wird angeregt, die Ausscheidung über die Haut verbessert, die Elastizität und andere Hautfunktionen günstig beeinflusst.
- Immunsystem: durch langsame, kontinuierliche Steigerung der Reize wird das Immunsystem angeregt, der Organismus kann sich auf Temperaturänderungen besser einstellen, Infekte (so genannte Erkältungen) werden seltener auftreten.

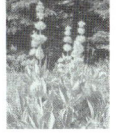

Was ist zu beachten?

Der gewählte Reiz muss an die Erkrankung und an den Patienten angepasst werden. Die Reizstärke ist abhängig von:

- Der Größe der behandelten Körperregion
- Der Temperatur
- Der Dauer der Anwendung
- Zusätzlichen Reizen (wie Bürstenbad, Zusätze zu Bädern)

Intensität der Reize

- Milde Reize sind Waschungen, Trockenbürstungen, Unterarm- oder Fußbäder, kalte Kniegüsse, Wassertreten
- Mittelstarke Reize sind Halbbäder, Sitzbäder, Rumpfwickel, Sauna
- Starke Reize sind Überwärmungsbad, Dampfbad, Voll-Blitzgüsse, langliegende 3/4- oder Ganzpackung

Weitere Hinweise:

- Ein kalter Körper oder Körperteil darf keiner Kaltwasseranwendung ausgesetzt werden (Ausnahme: Kalte Füße dürfen mit Schnee abgerieben werden), bei erhitztem Körper sind Warmanwendungen hingegen möglich.
- Kalte Körperteile dürfen nicht mit Heißem zusammengebracht, sondern müssen schonend erwärmt werden, warme oder erhitzte Körperteile können hingegen kaltem Wasser ausgesetzt werden.
- Vor größeren oder länger dauernden Anwendungen sollten Blase und Darm entleert sein, auch größere Mahlzeiten sollten nicht vorher eingenommen werden.
- Bei größeren Befindlichkeitsstörungen wie Übelkeit, Kopfschmerz, starker Müdigkeit oder Erschöpfung nach einer anstrengenden körperlichen Belastung oder einer schlaflosen Nacht sowie bei Krankheitssymptomen wie Herzschmerz sollten keine anstrengenden Anwendungen erfolgen.
- Zwischen zwei Anwendungen sollten mindestens 2 Stunden Pause liegen, um dem Organismus die Gelegenheit zu geben, den Reiz anzunehmen und zu verarbeiten. Dies trifft auch für Bewegungstherapie zu (kein Sport direkt nach einer Anwendung, keine Anwendung direkt nach Sport).
- Nehmen Sie die Anwendungen stets in einem gut gelüfteten, ausreichend warmen Zimmer.

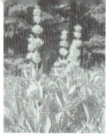

- Nach einer ansteigenden oder warmen Anwendung sollte als Abschluss eine Abkühlung folgen, damit die erweiterten Gefäße sich wieder zusammenziehen.
- Ein kaltes Bad sollte so kurz wie möglich sein (1–2 Sekunden, max. 5–6 Sekunden).
- Kaltwasseranwendungen sollten mit kleinen Reizen begonnen und später langsam gesteigert werden, damit der Körper sich an die Kältereize anpassen kann.
- Nach der Wasseranwendung sollte das Wasser nicht mit einem Tuch abgetrocknet, sondern nur mit den Händen abgestreift werden. Die Erwärmung erfolgt dann z. B. nach einer Waschung im Bett oder nach einem Knieguss durch Bewegung.
- Während der Menstruation sollten Bade- und Wärmeanwendungen der unteren Körperhälfte unterbleiben.

Welche verschiedenen Methoden der Kneipp'schen Hydrotherapie gibt es?

- *Waschungen*: Sie werden meist morgens vor dem Aufstehen angewendet. Die Waschung erfolgt mit einem groben Leinentuch, das in kaltes Wasser (12–16°C) getaucht und anschließend ausgedrückt wird. Die zu waschenden Körperteile werden mit dem Tuch gleichmäßig befeuchtet, aber anschließend nicht abgetrocknet. Danach Schlafanzug wieder anziehen und gut zugedeckt ins warme Bett legen, bis man wieder gut durchgewärmt ist. Waschungen eignen sich als Abhärtungstraining, fördern die Durchblutung und sind günstig bei Kreislaufstörungen.
- *Wickel, Packungen und Auflagen*: Als Packung bezeichnet man einen Wickel, der mehr als die Hälfte des Körpers einhüllt. Wickel werden im Bett in entspannter Lage verabreicht. Sie werden meist kalt angelegt, wobei Sie vor dem Anlegen nicht frösteln und keine kalten Füße haben dürfen. Heiße Wickel werden so heiß wie möglich angelegt, wobei Verbrennungen aber unbedingt vermieden werden müssen.
- *Güsse*: Güsse werden mit einem Schlauch von ca. 2 cm lichter Weite verabreicht. Der Wasserstrahl sollte etwa zeigefingerhoch aus dem Schlauch spritzen. Das Wasser soll beim Guss die Haut nicht besprizten, sondern in einem „Wassermantel" weich umspülen. Die Gussführung so wählen, dass sie immer von der Körperferne zum Körperzentrum (Herz) hin führt.

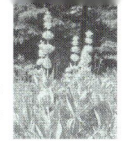

- *Bäder*: Es gibt Vollbäder und Teilbäder. Bäder können kalt, temperiert, warm, als Wechsel-, als ansteigende oder als Überwärmungsbäder verabreicht werden. Zusätze können bei warmen Bädern verwendet werden. Warme oder ansteigende Bäder werden mit einer kalten Abgießung beendet, damit es nicht zu einem Blutdruckabfall mit der Gefahr eines Kollapses kommt.
- *Dämpfe* werden heute fast nur noch als Kopfdampfbäder angewendet. Dabei wird ca. 1 l Wasser bis zum Kochen erhitzt und in eine Schüssel gegeben. Beugen Sie sich über die Schüssel, wobei ein Handtuch über Ihren Kopf hängt. Der heiße Dampf soll langsam inhaliert werden.

Durchführung des Trockenbürstens

- Beginn am rechten Fußrücken, mit kreisenden Bewegungen nach oben bürsten
- Dann die Innenseite des Beines ebenso bürsten
- Mit dem linken Bein genauso verfahren
- Erst die rechte, dann die linke Gesäßhälfte kreisförmig bürsten
- Den Nacken zur Schulter hin, den oberen und unteren Rücken kreisförmig bürsten
- Den Bauch im Uhrzeigersinn, die Brust zum Brustbein hin bürsten
- Das Gesicht nur mit einer weichen Bürste oder einem Waschlappen kreisförmig bürsten

Wie wirken bewegungstherapeutische Verfahren?

Bewegungstherapeutische Verfahren wirken durch systematisch aufgebaute und adäquate Bewegung im Rahmen ganzheitlicher Therapiekonzepte. Sie werden zur Vorsorge, zur Heilung (oder Linderung) von Beschwerden sowie zur Rehabilitation eingesetzt.

Bewegungstherapeutische Maßnahmen führen in der richtigen Dosierung nachweisbar zu einer Steigerung des allgemeinen Leistungsvermögens und haben günstige Effekte auf Organe und Organsysteme. Durch körperliche Bewegung kann es zu bestimmten Anpassungserscheinungen des Organismus kommen, den so genannten Trainingseffekten. Diese hängen in starkem Maße ab von

- der Art der muskulären Beanspruchung
- der Dauer der Beanspruchung

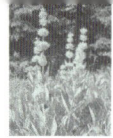

- der Belastungsintensität
- den Wiederholungen der Belastungen

Programme zur Bewegungstherapie sind nur dann optimal, wenn sie unter Berücksichtigung der Zielsetzung individuell dosiert und kontrolliert werden und unter Berücksichtigung des Krankheitsverlaufes und der sportlichen Biographie des Patienten geschehen.

Welche wichtigen Testverfahren gibt es?

- Im Maximaltest kann die größtmögliche Kraft eines Muskels oder einer Muskelgruppe bestimmt werden. Hieraus kann die Belastungsintensität für ein Muskelkraft- oder ein Kraftausdauertraining ermittelt werden.
- Im kardio-pulmonalen Leistungstest (z. B. Belastungs-EKG) kann die maximale Herz-Lungen-Leistungsfähigkeit bestimmt werden, woraus sich die Belastungsintensität für ein Ausdauertraining ergibt.

Wann ist eine systematische Bewegung sinnvoll?

- Bei durch Bewegungsmangel hervorgerufenen Krankheiten
- Funktionellen Störungen (z. B. Reizdarm, Migräne)
- Herzerkrankungen
- Kreislauferkrankungen
- Atemwegserkrankungen
- Erkrankungen des Bewegungsapparates
- Erkrankungen des Nervensystems
- Erkrankungen des Verdauungssystems
- Psychovegetative Funktionsstörungen

Gegenanzeigen zur Bewegungstherapie
- Akute entzündliche Prozesse
- Stark eingeschränkte Pumpleistung des Herzens
- Belastungsbedingte, hochgradige Herzrhythmusstörungen
- Schwerer, unbehandelter Bluthochdruck
- Schwere, unbehandelte Überfunktion der Schilddrüse
- Sonstige organische Erkrankungen, z. B. schwere orthopädische Erkrankungen, Krebs im Endstadium

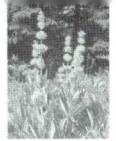

Als relative Gegenanzeigen gelten:

- Voller Magen
- Ausdauerbelastung bei einer Temperatur von 28°C und mehr oder einer relativen Luftfeuchtigkeit von 85% und mehr
- Intensive Belastungen direkt nach Eintreffen in einer Höhe von 2000 m und mehr

Welche Risiken birgt die Bewegungstherapie?

- Verletzungs- und Unfallgefahr
- Schwerwiegende kardiale (Herz-)Komplikationen
- Unterzuckerung bei Diabetikern
- Überlastung durch zu hohe Belastungsintensität, -häufigkeit und/oder nicht ausreichende Erholungsphasen. Die Überlastung kann zur Folge haben:
  - Erschöpfung
  - Muskelkater
  - Belastungsschmerz
  - Überlastungsschaden (akute Verletzung oder chronischer Überlastungsschaden)

Bei richtiger Trainingsplanung unter medizinischer Kontrolle sind diese Risiken minimal.

Was ist Manuelle Medizin (Chirotherapie)?

Unter dieser Therapie versteht man Diagnose- und Therapiemaßnahmen am Bewegungsapparat – vor allem der Wirbelsäule -, mit denen Funktionsstörungen ermittelt und manuell behandelt werden können.

Wer kann mit Manueller Medizin behandelt?

Die Behandlung mit dieser Therapie muss dem erfahrenen Therapeuten vorbehalten sein. Ungeschulte Personen sollten die Manipulationen an der Wirbelsäule nicht durchführen.

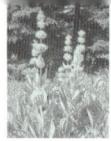

Was erwartet Sie bei der Manuellen Medizin?

Nach Klärung der Beschwerden und möglicher weiterer Ursachen hierfür wird zunächst eine Diagnostik der Wirbelsäulenfunktion vorgenommen. Hierzu gehören Abtasten und verschiedene Bewegungsuntersuchungen. Auch Röntgenaufnahmen und weitere technische Untersuchungen können nötig sein.

- Manipulationen: Dem erhobenen klinischen Befund entsprechend werden dann gestörte Gelenke der Wirbelsäule durch vorsichtige, kurze Bewegungen (=Manipulationen) des Therapeuten behandelt. Dabei kann es zu einem hörbaren „Knacken" in den Gelenkbereichen kommen.
- Mobilisationen: Als weitere Verfahren kommen Techniken in Frage, mit denen die Wirbelgelenke passiv, d.h. ohne Muskelarbeit des Patienten durchbewegt werden. Mit diesen Dehnungen soll eine bessere Funktion von Muskulatur und Bändern erreicht werden.

Wann ist die Manuelle Medizin sinnvoll?

Die Therapie ist eine empfehlenswerte Methode, wenn Fehlfunktionen der Wirbelsäule vorliegen und diese mit vorsichtigen Manipulationen beseitigt werden können. Stets sollte vorher eine gute Diagnostik durchgeführt werden.

Als wichtigste Indikationen – die nur vom erfahrenen Arzt gestellt werden sollten – kommen in Frage:

- Wirbelsäulenschmerzen im Hals-, Brust- und Lendenbereich
- Funktionelle Störungen wie manche Formen von Kopfschmerzen, Schwindelgefühl, Ohrensausen, Atemstörungen

Welche Nebenwirkungen und Risiken gibt es?

Bei falscher Technik und unsachgemäßer Anwendung können die Maßnahmen der Manuellen Medizin zu ernsten Schäden an der Wirbelsäule sowie zu neurologischen Defekten führen.

Folgende Erkrankungen sollten nur mit großer Vorsicht behandelt werden:

- Akute Gelenkentzündungen
- Bandscheibenvorfälle mit und ohne neurologische Symptome
- Frühe Formen von Erkrankungen des Knochenstoffwechsels

Folgende Erkrankungen sollten nicht behandelt werden:

- Tumoren und Metastasen im Bereich der behandelten Zonen
- Verletzungen der Wirbelsäule oder der Bandscheiben

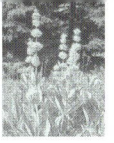

- Frische Weichteilverletzungen im Bereich der Halswirbelsäule
- Missbildungen des Rückenmarks
- Hypermobilität der Wirbelsäule, z. B. nach Verletzungen

Was ist Massage?

Die Massage gehört zu den beliebtesten Therapieformen bei Patienten. Vor allen Therapien kommt die Massage dem Begriff „Be-hand-lung" am nächsten. Hier erfahren Sie eine direkte und spürbare Zuwendung, die Sie bei anderen Therapien oft vermissen. Oft möchten Sie eine Massage, wo eigentlich eine seelische Zuwendung oder eine geeignete Bewegungstherapie sinnvoller wäre.

Wie wirkt die Massage?

- Steigerung der örtlichen Durchblutung
- Entstauung im Venen- und Lymphbereich
- Regulierung der Muskelspannung
- Entmüdung der Muskulatur nach Belastungen
- Lösung von Narben und Gewebsverklebungen
- Verbesserung der Spannung und der Ernährung von Haut und Bindegewebe
- Reflektorische Beeinflussung auch von inneren Organen
- Stabilisierung des vegetativen Nervensystems
- Psychische Entspannung, subjektives Wohlbefinden

Wann ist Massage sinnvoll?

- Muskelverspannungen, Hartspann
- Rheumatoide Arthritis, Arthrosen
- Zustand nach Verletzungen oder Operationen am Bewegungsapparat
- Schlaffe Lähmungen
- Unterstützend bei manchen Erkrankungen der inneren Organe

Wann darf nicht massiert werden?

- Entzündungen der Haut oder Muskulatur
- Fieberhafte Infekte
- Krebsleiden (im Massagegebiet)

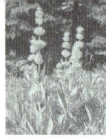

- Blutungsneigung
- Zustand nach frischem Herzinfarkt, schwere Herzschwäche
- Sudeck-Syndrom
- Venenentzündung und Thrombose
- Arterielle Verschlusskrankheit
- Fortgeschrittene Arteriosklerose

Was können Sie selbst massieren und was nicht?

Leichte Erkrankungen (z. B. Muskelverspannung nach körperlicher Belastung) können vom Laien, schwere Erkrankungen wie Lähmung oder fortgeschrittene Arthritis sollten vom Masseur behandelt werden.

Was ist Elektro- und Ultraschalltherapie?

Die Elektro- und Ultraschalltherapie arbeitet mit elektrischen Strömen, elektromagnetischen Wellen oder Schallwellen im Ultraschallbereich. Diese Therapien sind aufgrund des apparativen Aufwandes dem Fachtherapeuten vorbehalten.

Was geschieht bei einer Reizstrombehandlung, was bei einer Ultrareizstrombehandlung?

Muskeln werden normalerweise mit elektrischen Impulsen der zugeführten Nerven aktiviert. Dieser natürliche Vorgang wird mit Reizstrom gewissermaßen nachgeahmt; er wirkt daher kräftigend auf geschwächte Muskulatur.

Die Ultrareizstromtherapie arbeitet mit kurzen elektrischen Impulsen und wirkt schmerzlindernd und durchblutend.

Was versteht man unter Transkutaner Elektrischer Nervenstimulation?

Bei der TENS werden Nerven über die Haut elektrisch gereizt. TENS-Geräte eignen sich auch zur Heimbehandlung bei chronischen oder immer wiederkehrenden Beschwerden.

TENS wird eingesetzt bei:
- Akuten und chronischen Schmerzzuständen jeglicher Art, besonders bei Phantom- und Amputationsschmerzen, Neuralgien, aber auch bei Schief-

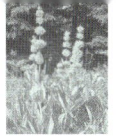

hals, Arthrosen, Schulter- oder Wirbelsäulenbeschwerden, „Tennisellenbogen", Durchblutungsstörungen, Sudeck'scher Erkrankung.

Gegenanzeigen:
- Herzschrittmacher

Weitere Verfahren:
- Bei der Gleichstromtherapie (Galvanisation) wird mit einem konstanten Gleichstrom gearbeitet. Sie wirkt schmerzlindernd, durchblutungsfördernd, verbessert die Ernährung des Gewebes, das Zellwachstum und den Heilungsvorgang.
- Kurzwellen-, Dezimeter- und Mikrowellentherapie: Diese Elektrotherapieverfahren arbeiten mit elektromagnetischen Wellen im Hochfrequenzbereich und bewirken eine Wärme im zu behandelnden Gewebe, die von „noch nicht spürbar" bis „kräftig, noch nicht unangenehm" stufenlos eingestellt werden kann.
- Ultraschall arbeitet mit hochfrequenten mechanischen Schwingungen, es handelt sich also um eine sehr schnelle Vibrationsmassage.

Was ist Phototherapie?

Phototherapie ist die medizinische Behandlung mit UV-Strahlen. Hierzu gehört die Behandlung sowohl mit Sonnenlicht als auch mit künstlichen Lichtquellen im UV-Bereich. Phototherapie ist eine schon seit dem Altertum bekannte, im letzten Jahrhundert insbesondere für Hauterkrankungen wieder entdeckte, bewährte medizinische Therapie.

Wann ist die Phototherapie sinnvoll?

Die Anwendbarkeit der UV-Behandlung muss im Einzelfall gemäß Hauttyp und -empfindlichkeit geklärt werden. Sinnvolle Anwendungsbereiche für die UV-Therapie sind dann folgende:
- Hautkrankheiten: Neurodermitis, Ekzeme, Psoriasis, Akne, Pityriasis versicolor und rosea, Haarausfall, Furunkulose, „Sonnenallergie"
- Rekonvaleszenz, Infektanfälligkeit
- Vitamin-D-Mangel
- Schlecht heilende Wunden und Geschwüre

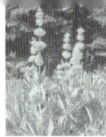

- Vegetative Dystonie, Verbesserung von Appetit und Gesamtbefinden
- Depression

Was sollten Sie bei UV-Behandlung und Sonnenbad beachten?

- Bei medizinisch notwendiger UV-Bestrahlung sollte diese mit einem entsprechend erfahrenen Therapeuten besprochen werden.
- Die individuelle Empfindlichkeit der Haut richtet sich nach dem Hauttyp.
- Auch die UVA-Anteile des Sonnen- bzw. Kunstlichtes können zu Langzeitschäden führen, wenn sie zu lange einwirken, ohne dass sich der Körper regenerieren kann.
- Die Anwendung von UV-Licht aus kosmetischen Gründen sollte – wenn überhaupt - nur intervallweise erfolgen, um dem Körper genügend Regenerationsphasen zu lassen.

Was ist Balneotherapie?

Schon in der Antike gab es ein Badewesen in Kurorten mit warmen oder schwefelhaltigen Quellen. Das lateinische Wort „balneum" bedeutet Bad, unter Balneotherapie wird heute aber nicht nur Baden, sondern auch Inhalationen oder Trinken von Heilwasser verstanden.

Bäder:

- Kohlensäurebäder können aus kohlensäurehaltigen Quellen, mit bestimmten Geräten oder aus chemischen Präparaten hergestellt werden. Sie wirken durchblutungsfördernd und blutdrucksenkend.
- Schwefelbäder können aus schwefelhaltigen Quellen oder Fertigpräparaten hergestellt werden.

Trinkkuren:

Mit Heilwässern, die mindestens 1g/kg gelöste Stoffe enthalten müssen, können Trinkkuren durchgeführt werden. Neben unspezifischen Wirkungen werden je nach Art des Heilwassers gezielte Wirkungen erreicht:

- Sulfatwässer (Schwefelwässer) haben abführende und die Bakterienflora günstig beeinflussende Wirkungen. Die Leber- und Bauchspeicheldrüsenfunktion wird stimuliert.

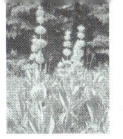

- Natriumhydrogenkarbonatwässer wirken vorbeugend bei Nierensteinbildungen.
- Kalzium-Magnesium-Hydrogenkarbonatwässer können einen Großteil der Versorgung der lebenswichtigen Minerale Kalzium und Magnesium sicherstellen.
- Hydrogenkarbonatwässer (kohlensäurehaltige Wässer, Säuerlinge) regen die Magen-Darm-Bewegungen an, die Kohlensäure wirkt stimulierend auf die Magensaftsekretion.

Bei schwerer Herzmuskelschwäche, schwerer Nierenfunktionsstörung mit Ödemneigung sollten keine Trinkkuren durchgeführt werden.

Inhalationen:

Inhalationen von Meerwasser, Solen (kochsalzhaltige Wässer) oder Heilwässern finden in der Brandungszone der Meeresküsten, in Gradierwerken sowie mit Hilfe von Inhalationsgeräten statt. Sie werden bei Erkrankungen der oberen und unteren Luftwege und der Nebenhöhlen eingesetzt. Bei chronischen Erkrankungen der Atemwege kann die Anschaffung eines Inhaliergerätes sinnvoll sein, um schleimlösende oder bronchienerweiternde Medikamente sowie schleimlösende Salzlösungen in die Lungenbläschen zu transportieren.

Was versteht man unter Klimatherapie?

Die Klimatherapie nutzt die Reizwirkung des Klimas zu therapeutischen Zwecken aus.

Anzeigen für Klimatherapie am Meer

- Erkrankungen der Atemwege, besonders chronische und immer wiederkehrende Entzündungen (Schleim wird verflüssigt und kann besser abgehustet werden)
- Chronische Mittelohr- und Nasennebenhöhlenentzündungen
- Allergisches Asthma, Heuschnupfen
- Neurodermitis, Schuppenflechte
- Andere Hauterkrankungen wie Akne, Lichen ruber, Mykosis fungoides
- Niedriger Blutdruck, Krampfadern

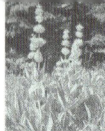

Gegenanzeigen:

- Akute Infektionen
- Neigung zu Entzündungen der Niere und ableitenden Harnwege
- Überfunktion der Schilddrüse
- Zuckerkrankheit

Anzeigen für Klimatherapie im Mittelgebirge

- Herz-Erkrankungen
- Bluthochdruck, niedriger Blutdruck
- Atemwegserkrankungen
- Weichteilrheumatismus

Gegenanzeigen sind nicht bekannt.

Anzeigen für Klimatherapie im Hochgebirge

- Bluthochdruck, niedriger Blutdruck
- Koronare Herzkrankheit
- Chronische Bronchitis, Asthma, Lungenemphysem
- Neurodermitis, Schuppenflechte

Gegenanzeigen:

- Akute Infekte
- Schwere Herzmuskelschwäche
- Verengung der Mitralklappe
- Angina pectoris in Ruhe oder bei kleinen Belastungen
- Arterielle Durchblutungsstörungen der Beine mit Beschwerden in Ruhe
- Hochgradige Arteriosklerose mit Beteiligung der Hirngefäße
- Lungenhochdruck
- Überempfindlichkeit der Haut auf UV-Strahlen
- Neigung zu Thrombosen

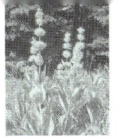

Was ist Reflexzonentherapie am Fuß?

Bei der Reflexzonentherapie am Fuß (RZF) werden ausgesuchte Zonen des Fußes – besonders der Fußsohlen – durch Massieren behandelt. Die Zonen werden mit bestimmten Organen in Verbindung gebracht. Die Erkenntnis, dass bestimmte Bereiche am Fuß zu anderen Körperbereichen Verbindungen aufweisen, wurde offenbar schon in der indianischen Volksmedizin genutzt.

Wer kann mit Reflexzonentherapie behandeln?

Die RZF ist bei ausreichenden Kenntnissen über die Anwendung zur Selbstbehandlung geeignet. Sie kann von Ärzten und Heilpraktikern ohne erforderliche Zusatzqualifikation durchgeführt werden.

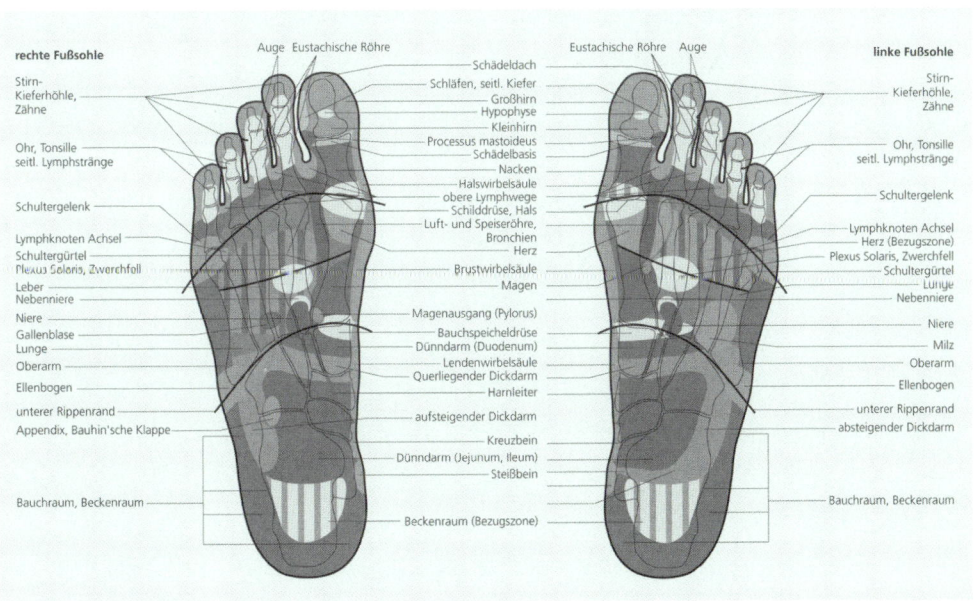

Reflexzonen am Fuß

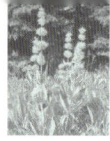

Welche Reaktionen können nach der RZF eintreten?

Reaktionen werden als Antwort auf einen Heilreiz verstanden. Sie können als störend oder angenehm empfunden werden und bestätigen, dass sich der bisherige Zustand des Patienten ändert.

Häufig beobachtete Reaktionen sind:
- Verbesserung bzw. Verschlimmerung der Symptomatik
- Veränderung der Ausscheidungen über Darm, Niere, Haut und Schleimhäute in Qualität (Konsistenz, Farbe, Geruch) und Quantität
- Veränderung in der Schlafqualität und -quantität, veränderte Träume
- Stabilisierung der psychischen Verfassung

Wann ist eine Reflexzonentherapie am Fuß sinnvoll?

Die RZF eignet sich als ergänzende Therapie bei Patienten mit funktionellen Organbeschwerden z. B. an:
- Verdauungstrakt: Gastritis, Obstipation, Diarrhö, Meteorismus, Hämorrhoiden
- Urogenitaltrakt: Nierensteine, gynäkologische Beschwerden
- Herz, Kreislauf: Angina pectoris (nur ergänzend), Krampfadern, Lymphödeme
- Atmungsorgane: Nasennebenhöhlenentzündung, Heuschnupfen, Bronchitis, Asthma bronchiale
- Nervensystem: Schmerzzustände verschiedenster Art und Genese wie Zahnschmerzen, Schwindel, Hörsturz, Schluckauf
- Haut: Nesselsucht, Neurodermitis
- Bewegungs- und Haltungsorgane: Zervikalsyndrom, Schulter-Arm-Syndrom, Ischiasbeschwerden
- Psychosomatische Erkrankungen: Schlafstörungen, Beschwerden der Wechseljahre

Wann sollte die RZF nicht angewendet werden?

Die Reflexzonentherapie ist nicht geeignet für Patienten mit:
- Erkrankungen, die mit hohem Fieber, starken Entzündungen einhergehen
- Psychosen
- Entzündlichen und schmerzhaften Erkrankungen des Fußes

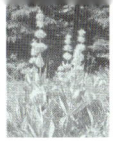

Was versteht man unter Sauerstofftherapie, Ozontherapie und HOT?

- In der Sauerstofftherapie wird Sauerstoff (O_2) direkt zur Inhalation oder für Bäder verwendet.
- Bei den verschiedenen Ozontherapien kommt Ozon (O_3) als O_2/O_3-Gemisch mittels Injektion oder äußerlicher Begasung zur Anwendung.
- Die hämatogene Oxidationstherapie (HOT) ist eine kombinierte UV-Bestrahlung und Oxygenierung entnommenen Blutes, welches nach Aufbereitung wieder in den Körper injiziert wird.

Was ist Sauerstofftherapie?

Am bekanntesten wurde die „Sauerstoff-Mehrschritt-Therapie (SMT) nach Ardenne", welche grundsätzlich drei Schritte beinhaltet:

1. Einnahme bestimmter Medikamente zur Verbesserung der O_2-Aufnahme im Gewebe
2. Einatmen von O_2 zur Verbesserung des O_2-Gehaltes im Blut
3. Verbesserung der Durchblutung (und damit der Sauerstoffausnutzung) z. B. durch Medikamente oder körperliche Aktivität im Anschluss an die O_2-Inhalation.

Wie wirkt diese Therapieform?

In den Blutgefäßen kommt es nach der Sauerstoff-Mehrschritt-Therapie den Berichten v. Ardennes zufolge zu einer Verbesserung der O_2-Ausnutzung und zu verbessertem Blutfluss.

Wann ist die Sauerstoff-Mehrschritt-Therapie sinnvoll?

- Herz-Kreislauf-Erkrankungen, z. B. Koronare Herzkrankheit
- Magen-Darm-Erkrankungen, z. B. Colitis ulcerosa
- Nierenerkrankungen, z. B. Chronisches Nierenversagen
- Gynäkologische Erkrankungen, z. B. Beschwerden der Wechseljahre

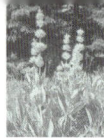

- Erkrankungen des Bewegungsapparates, z. B. nach Operationen
- Krebserkrankungen

Wann sollte die SMT nicht angewendet werden?

Sauerstoff kann in höheren Konzentrationen zu Reizungen der Schleimhäute führen.

Gegenanzeigen:
- Schwere Atemwegserkrankungen
- Autoimmunerkrankungen
- Akute allergische Erkrankungen
- Epilepsie
- Überfunktion der Schilddrüse

Eine Überlegenheit der Sauerstoff-Mehrschritt-Therapie gegenüber der alleinigen Bewegungstherapie konnte bisher klinisch nicht belegt werden.

Wie wirkt die Ozontherapie?

Ozon hat in Abhängigkeit von der Konzentration eine antimikrobielle Wirkung, welche bei der lokalen Anwendung genutzt wird. Im entnommenen Blut bewirkt es über die Bildung reaktiver Sauerstoffmetaboliten eine Oxidation biologischer Membranen und Rezeptoren.

Grundsätzlich kann Ozon injiziert oder äußerlich angewendet werden.

Wann ist die Ozontherapie sinnvoll?

Die Ozonbehandlung durch Injektion ist aufwändig und nach Meinung mancher Ärzte nicht ohne Risiko. Andere, einfacher anzuwendende Therapieverfahren sollten zuvor versucht werden.

Als Indikationen der Behandlung werden von erfahrenen Anwendern genannt:
- Arterielle Durchblutungsstörungen
- Ulcus cruris, Dekubitalgeschwüre, Gangräne
- Röntgenbestrahlungsschäden
- Entzündliche Magen-Darm-Erkrankungen
- Virusinfektionen
- Ekzeme

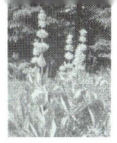

- Allergische Erkrankungen und Neurodermitis
- Rheumatische Erkrankungen
- Migräne und Neuralgien

Gegenanzeigen sind:

- Frischer Herzinfarkt
- Blutungsneigungen
- Schwangerschaft
- Überfunktion der Schilddrüse
- Zerebrale Krampfleiden
- Bekannte Überempfindlichkeitsreaktionen auf Ozon

Was sind Entspannungsverfahren?

Entspannungsverfahren sind der Oberbegriff für verschiedene Methoden, die der körperlichen und seelischen Entspannung dienen. Sie entspannen die Muskulatur, lindern Schmerzen und können unwillkürliche Körperfunktionen beeinflussen (z. B. Blutdruck, Atmung). Sie werden in Praxis und Klinik, in der Rehabilitation und Prävention, zur Operationsvorbereitung und in der Psychotherapie eingesetzt.

Was ist Atemtherapie?

Atemtherapie umfasst die Behandlung von Störungen der gesunden Atmung durch körperliche oder seelische Erkrankungen. Darüber hinaus kann mit der Atemtherapie auf den körperlichen und seelischen Zustand des Gesamtorganismus eingewirkt werden. Atemtherapie ist somit nicht nur die Behandlung der Atmung, sondern auch die Behandlung von Kranken mittels Atmung.

Wer kann mit Atemtherapie behandeln?

Die Atemtherapie nach Middendorf u. a. erfordert eine intensive Schulung und Übung. Sie kann nach Anleitung aber auch selbstständig fortgeführt werden.

Die physiotherapeutische Atemtherapie wird meist von Krankengymnasten

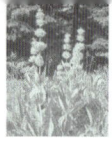
oder auch Mitarbeitern der Krankenpflege durchgeführt. Diese Übungen sind relativ leicht erlernbar und können bzw. müssen selbstständig weitergeführt werden.

Wann ist die Atemtherapie sinnvoll?

Die psycho-physiologische Atemtherapie nach Middendorf hat sich bei folgenden Krankheiten bewährt:

- Psychosomatische Störungen mit organbezogenen Symptomen
- Psychovegetative Spannungs- und Erschöpfungszustände
- Allergien, Migräne, Schlafstörungen
- Rehabilitation nach Operationen und schweren Krankheiten, begleitende Therapie bei schweren therapeutischen Interventionen
- Anwendung bei Altersleiden
- Schwangerschaftsbegleitende Arbeit als Therapie oder zur Geburtsvorbereitung

Wann sollte die Atemtherapie nicht angewendet werden?

Nicht oder nur unter großer Vorsicht anwendbar ist das Verfahren bei:

- Schwer gestörten klinischen Patienten
- Phasen akuter physischer oder psychischer Entgleisung
- Hypochondrie

Was ist Autogenes Training?

Das Autogene Training (AT) ist ein übendes Verfahren zur konzentrierten Selbstentspannung.

Ziele des Autogenen Trainings

- Erholung und Entspannung
- Sensibilisierung der eigenen Körperwahrnehmung und der eigenen Körpersignale
- Erlernen der Fähigkeit, sonst unwillkürliche Körperfunktionen positiv zu beeinflussen
- Leistungssteigerung, Schmerzbeeinflussung, Entängstigung

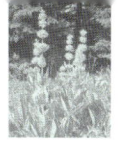

- Selbstbestimmung durch formelhafte Vorsatzbildung
- Selbsterfahrung

Das AT bietet damit ein breites Spektrum von Anwendungen zur Vorbeugung und Behandlung von Krankheiten und Funktionsstörungen. Es kann unterstützend in der Psychotherapie, der Psychosomatik und der Rehabilitation eingesetzt werden.

Was ist beim Autogenen Training wichtig?

Das AT wird am besten in einer Gruppe unter Leitung eines erfahrenen Therapeuten erlernt. Das Erlernen mit Hilfe von Büchern und Audiokassetten ist prinzipiell ebenfalls möglich, das Überwinden von Schwierigkeiten bei bestimmten Übungen oder Rückmeldungen können aber besser bei Anwesenheit eines Lehrers erfolgen.

Wann ist Autogenes Training sinnvoll?

Das Ziel des AT ist meist keine bestimmte Beeinflussung eines Organs oder Organsystems, sondern eine eher allgemeine seelische und vegetative Umschaltung.

Patienten, die eine ausgeprägte Bewegungsunruhe aufweisen, werden das AT nur erschwert oder gar nicht erlernen können.

Anzeigen:
- Psychosomatische Erkrankungen
- Herz-Kreislauf-Erkrankungen
- Erkrankungen der Atmungsorgane
- Hauterkrankungen
- Geburtshilfe, Chirurgie
- Zahnmedizin

Gegenanzeigen:
- Schwere Geistes- und seelische Krankheiten
- Schwere Herzkrankheit

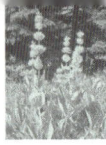

Was ist Muskelentspannungstraining?

Etwa zeitgleich mit dem Autogenen Training in Deutschland wurde in Amerika von Jacobson ein Muskelentspannungstraining entwickelt. Dabei sind muskuläre Anspannung und Entspannung die tragenden Pfeiler dieser Methode, die auch Tiefenmuskelentspannung oder progressive Muskelrelaxation nach Jacobson genannt wird.

Wann ist Muskelentspannungstraining sinnvoll?

Gute Erfolge bzw. unterstützende Behandlung sind möglich bei:
- Herz-Kreislauf-Krankheiten
- Psychovegetativen Störungen
- Muskulären Verspannungen

Wann darf Muskelentspannungstraining nicht angewendet werden?

- Nicht einstellbarer Bluthochdruck
- Akute Psychose (Geisteskrankheit mit Wahnvorstellungen)

Es empfiehlt sich, das Muskelentspannungstraining in einem Kurs zu erlernen, der in vielen größeren Städten an der Volkshochschule, in Rehabilitations- oder Kurkliniken angeboten wird.

Was ist Yoga?

Yoga ist eine meditative Technik, deren Ursprünge vor Jahrtausenden in Indien entwickelt wurde.

Welche Übungstechniken gibt es beim Yoga?

Die wichtigsten Übungstechniken sind bestimmte Atemtechniken und Körperhaltungen. Für die richtige Durchführung des Yoga ist ein fein aufeinander abgestimmtes Zusammenspiel dieser Atemtechniken und Körperhaltungen von entscheidender Bedeutung.

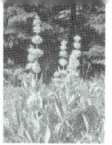

Wie wirkt Yoga?

Offensichtlich haben die Entdecker des Yoga mit diesen Übungen einen Weg gefunden, das unwillkürliche – also das willentlich eigentlich nicht zu beeinflussende – Nervensystem indirekt über Atemtechniken und Körperstellungen doch in bestimmter Richtung zu steuern.

Über dieses unwillkürliche (auch vegetative oder autonome) Nervensystem werden nun zahlreiche Körperfunktionen und Organe gezielt beeinflusst. Gemütszustände und Bewusstseinszustände können darüber ebenfalls verändert werden.

Wann kann Yoga eingesetzt werden?

Prinzipiell kann Yoga bei allen funktionellen Störungen eingesetzt, aber auch bei vorliegenden Organschäden kann zumindest eine Linderung erreicht werden.

- Psychovegetative Störungen
- Störungen des Bewegungsapparates
- Funktionelle Störungen
- Kreislauferkrankungen

Absolute Gegenanzeigen sind:

- Nicht einstellbarer Bluthochdruck
- Akute Psychose (Geisteskrankheit mit Wahnvorstellungen)

Relative Gegenanzeigen gibt es bei bestimmten Krankheiten und Übungen. Bei Meniskusschäden beispielsweise darf kein Lotus-(Schneider)sitz durchgeführt werden, bei Bluthochdruck keine Kerze.

Entscheidend für den Erfolg der Übungen ist nicht deren Schweregrad oder die Perfektion der Durchführung, sondern das Maß der dadurch erzielten körperlichen und seelischen Entspannung und Zufriedenheit.

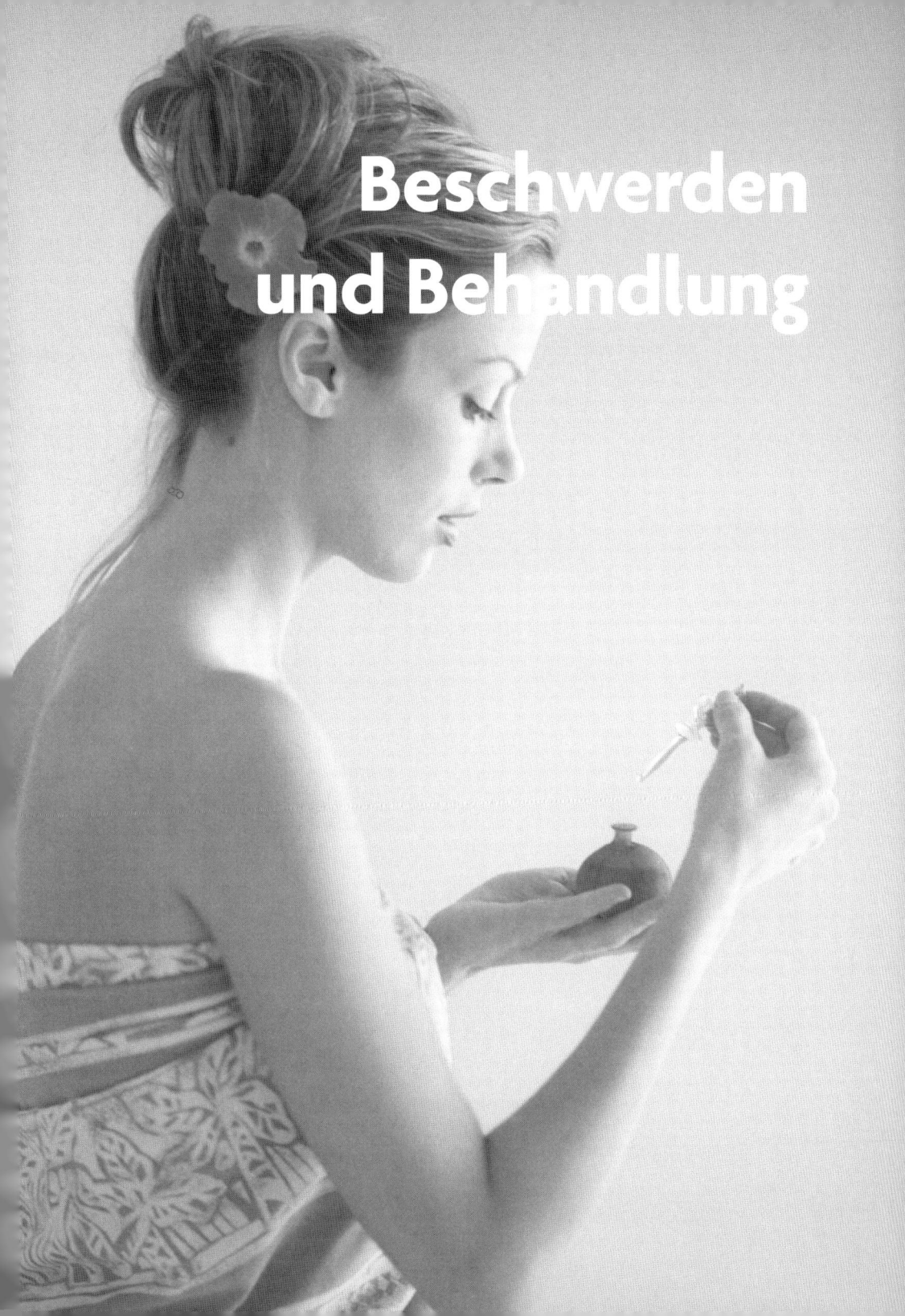

Beschwerden und Behandlung

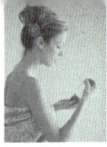
Herzerkrankungen

Befund	Naturheilkundliche Therapien	
Herzmuskelschwäche Die Herzmuskelschwäche ist die Unfähigkeit des Herzens, durch seine Pumparbeit die vom Körper geforderte Leistung aufrechtzuerhalten.	Ernährungstherapie	kochsalz- und natriumarme Kost, rohkostreiche Ernährung
	Bewegungstherapie	alle Bewegungsformen ohne Spitzenbelastung (bei leichter bis mäßiger Herzschwäche)
	Pflanzenheilkunde	Weißdorn in Regulacor POS® Hartkapseln, Crategutt® novo
	Heilfasten	besonders bei Wassereinlagerungen günstig
	Homöopathie	Apocynum D1, D2, D3; Convallaria D3, D4, D6; Crataegus Ø, D1, D2
	Nährstofftherapie	entwässernde Medikamente können einen Mangel an Kalium und Magnesium bewirken; diese Stoffe einsetzen
Koronare Herzkrankheit Es besteht ein Missverhältnis zwischen dem Sauerstoffangebot und -bedarf im Herzmuskel. In mehr als 90% der Fälle ist eine Verengung von Herzkranzgefäßen (Koronarien) die Ursache hierfür.	Ernährungstherapie	rohkostreiche Vollwerternährung, Meiden von tierischen Fetten, weitgehend vegetarische Ernährung, Ersatz von Fleisch und Wurst durch Fisch, Gemüse und Salate, Kaffeekonsum einschränken
	Nährstofftherapie	Vitamin C 1–2 g (1/2 TL), Vitamin E 200–400 I.E., Selen 50–200 µg
	Ordnungstherapie	ggf. Stress-Management
	Bewegungstherapie	günstig sind Ausdauersportarten
	Entspannungsverfahren	Autogenes Training, Muskuläres Entspannungstraining, Yoga, Meditation

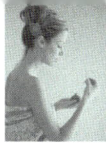

Koronare Herzkrankheit	**Pflanzenheilkunde**	Weißdorn in Regulacor POS®, Knoblauchsaft
	Homöopathie	Aconitum D4, D6, Arnica D3, D4, D6, Cactus D2, D3, D4, Glonoinum D4, D6
	Heilfasten	beeinflusst die Risikofaktoren günstig
	Physikalische Therapie	ansteigende Armbäder (35°C auf 39°C), 15–30 Minuten
Herzrhythmusstörungen sind periodisch wiederkehrende oder andauernde Störungen der Herzschlagfolge.	**Nährstofftherapie**	Magnesium 300–600 (–900) mg, Kalium 1000–2000 mg
	Ernährungstherapie	mineralreiche Vollkornprodukte (keine Weißmehlprodukte!), viel grünes Gemüse und Salat, wenig oder kein Alkohol und Nikotin
	Pflanzenheilkunde	versuchsweise Weißdornpräparate
	Ordnungstherapie	Genussgifte meiden, geregelter Schlaf-Wach-Rhythmus, geregelte Mahlzeiteinnahme, Beachtung der natürlichen Tages- und Jahreszyklen, ggf. „Stress-Management"
	Entspannungs-verfahren	alle Entspannungsmethoden
	Homöopathie	China D2, D3, D4, Digitalis D4, Spartium Ø, D1, D2
	Bewegungstherapie	schwingende rhythmische Bewegungen, Atemtherapie
	Physikalische Therapie	kalte Waschungen und Kühlkompressen in der Nackengegend, kalte Schilddrüsenauflagen

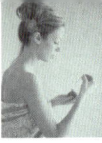
Funktionelle Herzbeschwerden sind starke subjektive Beschwerden in der Herzgegend, für die keine organische Ursache gefunden werden kann oder die erhobenen Befunde nicht ausreichen, um die Beschwerdesymptomatik zu erklären.	**Entspannungs-verfahren**	Autogenes Training, progressive Muskelentspannung, andere Entspannungsübungen
	Physikalische Therapie	Körpertrockenbürsten, Sauna 1–2-mal/Woche
	Homöopathie	Aconitum D4, D6, Adonis Ø, D1, D2, Cimicifuga D2, D3, D4, D6, Coffea D3, D4, D6, D12
	Pflanzenheilkunde	Rosmarin in Kombinationspräparaten, Herzgespann als Tee (Kraut) oder in Kombinationspräparaten
	Bewegungstherapie	nicht schonen, viel körperliche Bewegung
	Neuraltherapie	Behandlung über die Schilddrüse oft wirksam, ebenso Störfeldsuche und -behandlung

Kreislauferkrankungen

Befund	Naturheilkundliche Therapien	
Bluthochdruck Ein Bluthochdruck (Hypertonie) liegt vor, wenn anhaltend Werte über 160/95 mmHg gemessen werden. Von einem Grenzwertbluthochdruck spricht man, wenn die Werte 140–160 mmHg systolisch (erster Wert) oder 85–95 mmHg diastolisch (zweiter Wert) betragen.	**Ernährungstherapie**	bei Übergewicht Gewichtsreduktion anstreben, kochsalzarme Ernährung, Verzehr von tierischem Eiweiß zugunsten von Gemüse und Salat einschränken, viel Rohkost
	Bewegungstherapie	Ausdauersportarten (Wandern etc.)
	Entspannungs-verfahren	Autogenes Training, muskuläres Entspannungstraining, Yoga
	Physikalische Therapie	Kohlendioxid-, Lavendel-, Melisse-, Baldrianbäder, wechselwarme Güsse, Körpertrockenbürstungen, Unterwassermassage, Sauna

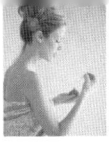

Bluthochdruck	**Nährstofftherapie**	Magnesium 300–600 mg täglich, Omega-3-Fettsäuren 1–2 g täglich
	Pflanzenheilkunde	Weißdornpräparate, Mistel als Tee oder in Fertigpräparaten
	Homöopathie	Aconitum D4, D6, Apocynum D1, D2, D3, Viscum Ø, D1, D2

Niedriger Blutdruck Unter niedrigem Blutdruck (Hypotonie) versteht man Werte von unter 105/60 mmHg, wenn sie andauernd oder wiederholt auftreten. Er sollte behandelt werden, wenn er so niedrig ist, dass die Versorgung der Organe nicht mehr gesichert werden kann oder wenn subjektive Beschwerden (z.B. Schwindel, Müdigkeit) bestehen.	**Physikalische Therapie**	Hydrotherapie, Sauna, Massage, Balneotherapie
	Bewegungstherapie	isometrische Bewegungsübungen, Sport in frischer Luft, Schwimmen, Spaziergänge
	Homöopathie	Camphora Ø, Carbo vegetabilis D12, China D2, D3, D4
	Pflanzenheilkunde	Besenginster in: Spartiol® Tropfen, Depasan® Tabletten
	Ernährungstherapie	ggf. Flüssigkeitszufuhr erhöhen, koffeinhaltige Produkte meiden

Arterienverkalkung ist eine krankhafte Veränderung der Arterien mit Verhärtung, Elastizitätsverlust und Einengung der Gefäßlichtung.	**Homöopathie**	Aurum D6, D12, Barium carbonicum D3, D4, D6, Crataegus Ø, D1, D2, Viscum D1, D2
	Ernährungstherapie	rohkostreiche Vollwertkost, viel trinken, bei Bluthochdruck sparsam salzen
	Nährstofftherapie	Echtrovit® Kapseln, Geriatron Pharmakon® Kapseln, Vitamin A 5000–10000 I.E., Vitamin C 1–2 g, Vitamin E 10–400 I.E., Selen 50–200 µg, Omega-3-Fettsäuren 1–2 g
	Ausleitende Verfahren	bei vollblütigen Patienten ggf. kleine Aderlässe (100–150 ml)

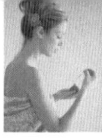

Arterielle Verschluss-krankheit der Beine

Bei der arteriellen Verschluss-krankheit (AVK) kommt es infolge einer Verengung von Arterien zu einer reduzierten Durchblutung des Versor-gungsgebietes.

Ordnungstherapie	nicht rauchen!
Enzymtherapie	Langzeittherapie (3–6 Monate) mit Wobenzym® N 3–mal 2–3 Tabletten oder Phlogenzym® 2–3-mal 1 Tablette
Physikalische Therapie	temperaturansteigende Armbäder, ansteigende Fußbäder, CO_2-Bäder 3-mal/Woche, Reizstromtherapie
Pflanzenheilkunde	Ginkgo in Fertigpräparaten
Nährstofftherapie	Vitamin E 400–1200 I.E., Niacin 100–300 mg täglich
Ernährungstherapie	rohkostreiche Ernährung, weitgehend vegetarische Ernährung
Homöopathie	Secale D4, D6, Tabacum D4, D6

Schlaganfall

Ein Schlaganfall ist eine mit Sauerstoffmangel einherge-hende Störung im Bereich einer Hirnregion.

Pflanzenheilkunde	Ginkgo in Fertigpräparaten
Physikalische Therapie	Unterarmteilbäder, feucht-heiße Armwickel, Massage, Elektrotherapie
Ordnungstherapie	Genussmittel meiden, ausreichend entspannen, Bewegungstherapie oder Sauna, Entspannungstechniken
Ernährungstherapie	rohkostreiche Vollwerternährung, frisch gepresste Obst- und Gemüse-säfte, leicht verdauliches, weiches Gemüse, Kartoffeln
Nährstofftherapie	Vitamin A 10.000 I.E., Beta-Karotin 6 mg vorbeugend bei Risikopatienten
Homöopathie	Arnica D6, D12, Aurum D6, D12, Opium D6, D12

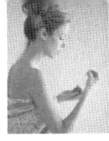

**Krampfadern,
chronische Durchblutungs-
störungen der Venen,
Unterschenkelgeschwür**
Krampfadern (Varizen) sind
bleibende Erweiterungen
oberflächlicher Beinvenen.
Bei chronischen Durchblu-
tungsstörungen der Venen ist
der Abfluss des Blutes aus
den Beinen über die Venen
gestört.
Ein Unterschenkelgeschwür
entsteht aus einer venösen
Abflussstörung, die bei ent-
sprechender Veranlagung zur
Bildung einer Hautwunde
(„offenes Bein") führt.
Eine der wichtigsten Maß-
nahmen bei venösen Abfluss-
störungen und Unterschen-
kelgeschwür ist eine konse-
quente Kompressionsthera-
pie der Beine mit Stütz-
strümpfen oder elastischen
Verbänden mit kurzem Zug.
Entscheidend ist die richtige
Anwendung komprimieren-
der Maßnahmen, d.h. Stütz-
strümpfe müssen sehr eng
anliegen und relativ häufig er-
neuert werden.

Ordnungstherapie	gesunde, schadstoffarme Ernährung, Vermeiden von Genussgiften, Gewichtsreduktion, Beine beim Sitzen nicht übereinanderschlagen, Liegen und Laufen bevorzugen
Bewegungstherapie	bei Unterschenkelschwellung Beine erhöht lagern, nachts mit erhöhtem Fußteil schlafen, viel gehen, wandern, Fuß- und Beinübungen
Physikalische Therapie	bei venöser Abflussstörung: Hydro-therapie, Massage, bei Unterschenkel-geschwür: Unterschenkelbäder kalt bis warm mit Kaliumpermanganat, Kohlensäurebäder, Bäder mit Eichen-rinde, Unterschenkelwickel mit kal-tem bis warmem Zinnkrauttee, Um-schläge mit Weizenkeimöl
Ausleitende Verfahren	bei akuter Venenentzündung und starken venösen Abflussstörungen: Blutegeltherapie
Pflanzenheilkunde	Rosskastanien-Fertigpräparate wie Veno SL® Kapseln
Nährstofftherapie	Vitamin E, z.B. in: Vaso-E-Bion® Kps.
Ernährungstherapie	vorzugsweise vegetarische Ernährung, leicht verdauliches Gemüse, Obst, Vollkornprodukte, keine Rohkost, kein rohes Getreide, nichts Süßes zusammen mit Vollkornprodukten
Heilfasten	kann hilfreich sein
Homöopathie	Calium fluoratum D4, D6, D12, Collin-sonia D1, D2, D3, Lycopodium D3, D4, D6, D12, Sulfur D4, D6, D12, Zincum metallicum oder vaterianicum D4
Enzymtherapie	Wobenzym® N 3-mal 5 oder Phlogen-zym® 3-mal 2 Tabletten, 3–4 Wochen

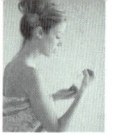

Lymphödem
Beim Lymphödem handelt es sich um eine Anschwellung von Körperteilen (meist Arme oder Beine) infolge einer Lymphstauung. Lymphe ist eine hellgelbe Flüssigkeit, die beim Austritt von Blutplasma aus den Blutkapillaren ins Gewebe entsteht.

Physikalische Therapie	manuelle Lymphdrainage, Kompressionsbehandlung, Hochlagerung
Ordnungstherapie	gesunde, schadstoffarme Ernährung, Vermeiden von Genussgiften, schonende Hautreinigungsmittel, verordnete Kompressionsmittel konsequent tragen
Ernährungstherapie	vorzugsweise vegetarische Ernährung, leicht verdauliches Gemüse, Obst und Vollkornprodukte, zunächst keine Rohkost, nichts Süßes zusammen mit Vollkornprodukten
Heilfasten	kann hilfreich sein
Enzymtherapie	Wobenzym® N 3-mal 5 oder Phlogenzym® 3-mal 2 Tabletten, 3–4 Wochen
Ausleitende Verfahren	Lymphödeme sprechen sehr gut auf eine Blutegelbehandlung an
Homöopathie	Acidum fluoricum D6, D12, Calcium fluoratum D4, D6, D12, Magnesium fluoratum D6, D12
Pflanzenheilkunde	äußerlich: Unguentum lymphaticum PGM® Salbe

Erkrankungen der Atemwege

Befund	Naturheilkundliche Therapien

Schnupfen
Akuter Schnupfen (Rhinitis) ist eine Erkrankung der Nasenschleimhäute, die durch eine Vireninfektion ausgelöst und durch eine Dysregulation des Wärmehaushaltes oder Witterungswechsel begünstigt wird.

Physikalische Therapie	Hydrotherapie, Körperbürstungen, Rotlichtbestrahlungen, Hochgebirgskur, Seeaufenthalt
Pflanzenheilkunde	Kopfdampfbad mit Kamillenblüten, Nasensalbe mit ätherischen Ölen
Homöopathie	Aconitum D4, D6, Allium cepa D3, D4,

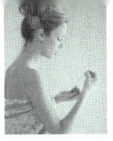

Schnupfen		Kalium bichromicum D3, D4, D6, Luffa D3, D4, D6, D12, Sambucus D1, D2, D3
	Ordnungstherapie	Vermeidung von Genussgiften, insbesondere Rauchen, allgemein abhärtende Maßnahmen
	Mikrobiologische Therapie	zur Abwehrsteigerung: Symbioflor I 3-mal 30 Tr., auch einige Tropfen aufschnupfen

Bronchitis *Akute Bronchitis* Bei der akuten Bronchitis handelt es sich um eine akute Entzündung der großen Bronchien, die meist im Rahmen grippaler Infekte auftritt (bestimmte Viren oder Bakterien, die sich auf virale Infekte „aufpfropfen") und durch Feuchtigkeit, Kälte, Staub, Rauchen oder atemwegreizende Gase begünstigt wird. *Chronische Bronchitis* Von einer chronischen Bronchitis spricht man, wenn in wenigstens 3 Monaten eines Jahres – mindestens 2 Jahre hintereinander – Husten und Auswurf bestehen.	**Pflanzenheilkunde**	*Schleimlösende Hustenmittel:* Efeu in Prospan® akut, Husten-Brausetabletten/Hustensaft/Hustentropfen, Isländisch Moos in: Isla Moos® Lutschpastillen als Schleimhautschutz, *Krampflösende Hustenmittel:* Thymian in Aspecton® Hustensaft/Tropfen, Hustagil® Thymian-Hustensaft, Sonnentau in, Makutussin Saft Drosera zuckerfrei®
	Homöopathie	Antimonium tartaricum D4, D6, Drosera D2, D3, D4, Ipecuanha D4, D6
	Physikalische Therapie	*akut*: Kamillenkopfdampfbad, Brustwickel, *chronisch*: Hydrotherapie, Bewegungstherapie, Aerosoltherapie
	Ernährungstherapie	leichte, frische Speisen, bei Appetitlosigkeit nicht zum Essen zwingen

Lungenentzündung (Pneumonie) wird meist durch Viren oder Bakterien hervorgerufen.	**Physikalische Therapie**	kalte und wechselwarme Waschungen, bei Fieber kalte Waden-, Brust- oder Rumpfwickel, Senfmehlwickel oder -auflagen
	Homöopathie	Antimonium tartaricum D4, D6, Bryonia D4, D6, Sulfur D3, D4, D6, D12
	Ernährungstherapie	leichte, frische Speisen, reichlich trinken

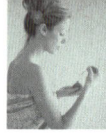

**Nasennebenhöhlen-
entzündung**

Es handelt sich um eine Entzündung bestimmter luftge-
füllter Räume (so genannter
Nasennebenhöhlen) des Ge-
sichtsschädels und der Schä-
delbasis.

Pflanzenheilkunde	immunstärkende Pflanzen, Kombina-tionspräparate wie Sinupret®, Kopf-dampfbäder mit Kamillenblüten, Inhalationen
Enzymtherapie	Bromelain-POS® Tabl., 2–6 Wochen
Mikrobiologische Therapie	zur Abwehrsteigerung Symbioflor I 3-mal 30 Tropfen
Physikalische Therapie	ansteigende Arm-/Fußbäder, Nasen-spülungen mit Kochsalzlösung, Kamil-len-Kopfdampfbäder, Rotlichtbe-strahlung
Ordnungstherapie	das Rauchen sollte unbedingt einge-stellt werden
Homöopathie	Cinnabaris D4, D6, Hepar sulfuris D3, D4, D6, D12, Kalium bichronicum D3, D4, D6, Luffa D3, D4, D6

Asthma bronchiale

Asthma bronchiale ist eine
Krankheit, bei der Anfälle von
Atemnot auftreten. Diese
Anfälle werden von einer
Verengung der Atemwege
begleitet, die sich zwischen
den Anfällen ganz oder teilweise zurückbildet. Die
Atemnot entsteht durch:
Zusammenziehen der Bron-
chialmuskulatur, Anschwellung der Bronchialschleim-
haut und/oder Schleiman-
sammlung in den Atem-
wegen.

Ordnungstherapie	Genussmittel einschränken, Nikotin ganz meiden
Mikrobiologische Therapie	zur Abwehrsteigerung Pro-Symbio-flor I und II nach Packungsbeilage
Homöopathie	Arsenicum album D4, D6, D12, Cuprum aceticum D3, D4, D6, Ipecacuanha D4, D6
Physikalische Therapie	ansteigende Arm-/Fußbäder, heiße Kompressen, Atemtherapie, viel Sport an frischer Luft, Massage
Ernährungstherapie	Vollwerternährung
Heilfasten	kann hilfreich sein

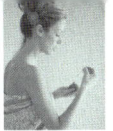

Hals-Nasen-Ohren-Erkrankungen

Befund	Naturheilkundliche Therapien	
Mandelentzündung Eine Mandelentzündung kann im Rahmen eines grippalen Infekts oder durch eine bakterielle Infektion auftreten.	**Pflanzenheilkunde**	Immunstimulation mit Echinacea-Präparaten, Salbei/Kamille als Tee oder in Kombinationspräparaten
	Nährstofftherapie	Vitamin C 1 g zweistündlich, später 3-mal 1 g täglich., Zink 5–10 mg zweistündlich, später 3-mal 5 mg täglich
	Physikalische Therapie	kalte Hals-, Waden-, Brust- und Rumpfwickel
	Ernährungstherapie	keine Milch- oder Milchgetränke wegen des verschleimenden Effekts
	Homöopathie	Aconitum D4, D6, Apis mellifica D3, D4, D6, Belladonna D4, D6, Mercurius solubilis D4, D6, D12, Phytolacca D2, D3
Mittelohrentzündung Die akute Mittelohrentzündung ist ein viraler oder bakterieller Infekt und entsteht meist durch vom Nasenraum über die Tube aufsteigende Viren oder Bakterien im Anschluss an einen Infekt der Nase.	**Pflanzenheilkunde**	Immunstimulation mit Echinacea-Präparaten, Kamillenblüten- oder Zwiebel-Auflage auf das Ohr
	Homöopathie	Aconitum D4, D6, Chamomilla D2, D3, D4, D6, Ferrum phosphoricum D4, D6, D12, Pulsatilla D4, D6
	Physikalische Therapie	Wadenwickel, Rotlichtbestrahlung 3-mal täglich 10 Minuten
	Nährstofftherapie	*akut*: zweistündlich Vitamin C 1 g, später 3-mal täglich, plus Zink 5–10 mg zweistündlich, später 3-mal 5 mg

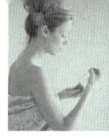
Erkrankungen im Magen-Darm-Trakt

Befund

Naturheilkundliche Therapien

**Magenschleimhaut-
entzündung**
Eine Magenschleimhautent-
zündung („Magenkatarrh",
Gastritis) kann akut oder
chronisch auftreten. Eine
chronische Magenschleim-
hautentzündung ist durch an-
dauernde oder immer
wiederkehrende Oberbauch-
beschwerden gekennzeich-
net und sollte durch eine Magenspiegelung nachgewiesen
werden.

Ernährungstherapie — basenreiche bzw. -bildende Lebensmittel bevorzugen, Kaffee, schwarzer
Tee, Alkohol und zuckerhaltige Nahrung weitestgehend vermeiden

Pflanzenheilkunde — Kamille/Schafgarbe als Tee oder in
Chamill® Tropfen, Kombinations-
präparate, *zusätzlich*: Luvos-Heilerde 1®
oder ultra® 1/2–1 TL mehrmals täglich
mit etwas Wasser einnehmen

Homöopathie — Argentum nitricum D4, D6, Ignatia D4,
D6, Nux vomica D4, D6, D12

Physikalische Therapie — *akut*: heiße Leibauflagen, anschließend
kalte Leibwaschungen,
chronisch: 2-mal/Woche ansteigende
Fußbäder mit kaltem Leibwickel

Magen-Darm-Geschwür
Geschwüre stellen Defekte
der Magen- oder Dünndarm-
schleimhaut dar. Diese Defekte können nicht nur die
Schleimhaut, sondern auch
darunter liegende Schichten
und Blutgefäße betreffen
(Blutungsgefahr).

Ernährungstherapie — basenreiche bzw. -bildende Lebensmittel bevorzugen, Kaffee, schwarzer
Tee, Alkohol und zuckerhaltige Nahrung weitestgehend meiden, Nikotin
strikt meiden

Pflanzenheilkunde — Kamille als Tee oder in Chamo® Bürger
Tropfen, Eukamillat® Liquor,
Perkamillan® Liquor Rollkur

Homöopathie — Acidum natricum D4, D6, Belladonna
D4, D6, Nux vomica D4, D6, D12

Physikalische Therapie — bei schmerzhaften Krämpfen feuchte
Wärme durch Heublumen-, Fango-
oder Leinsamenauflage, ansteigende
Arm-/Fußbäder, Leibwickel

Nährstofftherapie — Vitamin C 1–2 g, Zink 10–20 mg,
Vitamin B-Komplex

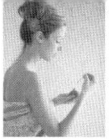

Akute Magen-Darm-Entzündung

Bei der akuten Magen-Darm-Entzündung handelt es sich um eine Infektionskrankheit des Magen-Darm-Traktes, der durch bakterielle infizierte Lebensmittel hervorgerufen wird oder im Rahmen von Virusinfektionen (besonders bei Kindern) auftreten kann.

Ernährungstherapie	im Anfangsstadium auf feste Nahrung verzichten, Mineral- und Flüssigkeitsverlust durch stille Mineralwässer, Kräutertee, fettlose Gemüsebrühe ausgleichen, später Bananenpüree, geriebener Apfel, Zwieback, dann auch Kartoffel, Gemüse und Brot
Mikrobiologische Therapie	Perenterol® 3-mal 2 Kapseln täglich zum schnelleren Ausheilen
Pflanzenheilkunde	zur Verfestigung des Stuhls: Tormentillwurzelpulver mehrmals täglich 1 Messerspitze, im Kombinationspräparat (mit Kamille) Cefadiarrhon®, Heidelbeere als Tee, Uzara® Dragees/Lösung
Homöopathie	Arsenicum album D12, Ipecacuanha D4, D6
Physikalische Therapie	heiße Sitzbäder, heiße Leibumschläge,

Colitis ulcerosa Morbus Crohn

Bei der Colitis ulcerosa (chronische Dickdarmentzündung) handelt es sich um eine Entzündung des Dickdarms, die meist am Enddarm beginnt und nie den Dünndarm erreicht. Die Entzündung Morbus Crohn kann den gesamten Darm-Trakt betreffen.

Ernährungstherapie	*akutes Stadium:* ballaststofffreie Diät 2–3 Wochen, danach vorsichtiger Kostaufbau, dann langsamer Zustz von naturbelassenen Fetten, *beschwerdefreies Invervall:* langsamer Kostaufbau
Nährstofftherapie	Vitamine A, D, E, K, z.B. Adek® 1-mal/Woche intramuskulär, Vitamin B12 1000 mg/alle 3 Monate, Folsäure 1–5 mg/Tag, Vitamin E 400 I.E./Tag, Eisen 10–20 mg/Tag, Zink 20–50 mg/Tag, Omega-3-Fettsäuren 1–2 g/Tag
Entspannungsverfahren	Muskelentspannungstraining, Autogenes Training
Heilfasten	kann hilfreich sein
Mikrobiologische Therapie	zur Abwehrsteigerung: Pro-Symboflor Symbioflor I und II

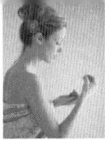
Colitis ulcerosa
Morbus Crohn

Pflanzenheilkunde	Pfefferminze in Mentacur® Kapseln
Homöopathie	Aethiops antimonalis D4, Arsenicum album D4, D6, D12, Mercurius solubilis D4, D6, D12
Physikalische Therapie	ansteigende Sitzbäder 2-mal/Woche, Leibwickel 2-mal/Tag, feuchte, heiße Leibwickel, Heublumensäcke, Gymnastik, Musiktherapie

Reizdarm
Beim Reizdarm handelt es sich um eine häufige, funktionelle Darmstörung ohne fassbare organische Ursache.

Ernährungstherapie	mehrere kleine Mahlzeiten mit hohem Ballaststoffgehalt, warme Getränke und Gemüsebrühe, gutes Kauen und Einspeicheln der Nahrung
Pflanzenheilkunde	*träger Stuhl:* Leinsamen, Flohsamen, 1–2 EL morgens mit viel Flüssigkeit, *Durchfall:* Quark mit Heidelbeer-Muttersaft, *Appetitlosigkeit/Krämpfe:* Galgant Tinktur 10 Tropfen vor dem Essen
Homöopathie	Belladonna D4, D6, Chamomilla D2, D3, D4, D6, D12, Plumbum D4, D6

Blähsucht
Bei der Blähsucht besteht ein vermehrter Gasgehalt im Magen-Darm-Trakt. Die häufigste Ursache liegt in einer vermehrten Gasbildung durch bakteriellen Abbau von Kohlenhydraten und Ballaststoffen, die besonders bei einer Dysbiose auftritt.

Ordnungstherapie	langsames Essen und gutes Einspeicheln sehr wichtig, regelmäßige Mahlzeiten, zum Essen wenig oder nicht trinken
Ernährungstherapie	Vollwerternährung anstreben, stark blähende Nahrungsmittel meiden
Pflanzenheilkunde	Kümmel als Tee, 10%iges Kümmelöl als Einreibung auf den Bauch, Kombinationspräparate
Mikrobiologische Therapie	Symbioflor II Tropfen nach Packungsbeilage einnehmen

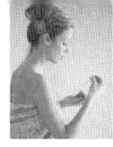

| **Blähsucht** | Homöopathie | Carbo vegetabilis D4, D6, D12, Lycopodium D3, D4, D6 |
| | Physikalische Therapie | Leibwickel, Sitzbäder, heiße Rolle |

Durchfall
Es handelt es sich um eine zu häufige Entleerung zu dünner Stühle. Die meisten akuten Erkrankungen werden von Viren, Bakterien (z.B. Salmonellen) und (seltener) Parasiten (z.B. Band-, Spulwürmer) hervorgerufen. Nahrungsmittelallergien können ebenfalls zu Durchfällen führen, auch Vergiftungen können für Durchfälle verantwortlich sein.
Von einer chronischen Durchfallerkrankung spricht man, wenn mehr als 3-mal/Tag täglich zu dünne Stühle über mindestens 2 Wochen bestehen.

Ernährungstherapie	*akut*: Verzicht auf feste Nahrung, Mineral- und Flüssigkeitsverlust durch stille Mineralwässer, Kräutertee, fettlose Gemüsebrühe ersetzen, danach stufenweiser Kostaufbau, zusätzlich: medizinische Kohle oder Kohle Hevert® mehrmals täglich, 1/2–1 TL
Pflanzenheilkunde	Tormentillwurzel (mit Kamille) in Cefadiarrhon® Tropfen , Heidelbeere als Tee, Uzara-® Dragees/Lösung, Diarrhoesan® Lösung
Homöopathie	Arsenicum album D4, D6, D12, Mercurius solubilis D4, D6, D12
Physikalische Therapie	feuchtwarme Leibauflagen, Leibwickel
Mikrobiologische Therapie	*akut*: Perenterol® 3-mal 2 Kapseln

Verstopfung
Verstopfung ist die verzögerte Stuhlentleerung durch Erschlaffung der Darmmuskulatur oder muskuläre Krämpfe im Enddarmbereich. Organische Ursachen werden von funktionellen Faktoren unterschieden. Bei organischen Ursachen ist das Grundleiden zu behandeln; insbesondere bei plötzlich auftretender Verstopfung ist eine medizinische Abklärung vor der Behandlung unumgänglich.

Ernährungstherapie	keine Weißmehlprodukte, täglich Gemüserohkost/Salat, morgens Frischkornbrei, viel frisches Obst, Süßigkeiten, Fertiggerichte meiden, Nikotin-, Alkohol-, Koffeinkonsum einschränken/unterlassen, reichlich Mineralwasser/Kräutertee trinken
Nährstofftherapie	Magnesium 300–900 mg
Bewegungstherapie	jede Form der körperlichen Bewegung wie Wandern, Laufen etc.
Pflanzenheilkunde	Leinsamen 1–2 EL morgens, Flohsamen 2–3-mal täglich

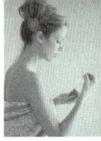

Verstopfung	Homöopathie	Alumina D3, D4, D6, Collinsonia canadensis D1, D2
	Mikrobiologische Therapie	Symbioflor 2 Tropfen 3-mal 10, später 3-mal 20 Tropfen
	Physikalische Therapie	*atonische Verstopfung*: Kniegüsse, kalte Fuß-/Halbbäder, kalte Reibe-Sitzbäder, *zur Krampflösung*: ansteigende Sitzbäder, heiße Auflagen
	Zusätzliche Möglichkeiten	Glauber- oder Bittersalz, Lactulose-Sirup

Hämorrhoiden Bei Hämorrhoiden handelt es sich um eine Erweiterung und eventuell einen Vorfall der venösen Blutgefäße im After-bereich. Als Hauptursachen gelten bei entsprechender Veranlagung eine bewegungs-arme Lebensweise und ballaststoffarme Nahrung. Übergewicht, Alkohol, Kaffee und Nikotin begünstigen die Entstehung.	Ernährungstherapie	ballaststoffreiche Ernährung
	Physikalische Therapie	kühle Sitzbäder mit Eichenrinden-extrakt, Ausdauerbewegungen wie Schwimmen, außerdem Beckenbo-dengymnastik
	Pflanzenheilkunde	Virginische Zaubernuss in Hame-tum® Creme/Salbe, Hamasana® Salbe, Mäusedorn in Ruscorectal® Salbe/ Supp., Kombinationspräparate, *bei Entzündungen*: feuchte Umschlä-ge mit Kamillentee, Arnikatinktur oder Eichenrinde

Leber- und Gallenerkrankungen

Befund	Naturheilkundliche Therapien	
Gallensteine Gallensteine bestehen aus Cholesterin, Kalk und Biliru-bin, wobei Mischungen aus diesen drei Bestandteilen häufig sind.	Pflanzenheilkunde	Artischocke in: Hepar POS® Kapseln, Cynarix® Dragees, Kombinationspräparate: Aristochol®, Chelidophyt®
	Physikalische Therapie	ansteigendes Fuß-/Sitzbad, heiße Rolle am rechten Oberbauch, heiße Packungen aus zerdrückten Pellkar-toffeln oder Leinsamenbrei

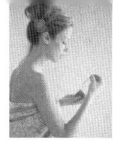

Gallensteine	Homöopathie	Belladonna D4, D6, Chelidonium D2, D3, D6, Colocynthis D4, D6, Hydrastis D1, D2, Plumbum metallicum D6, D12

Hepatitis
Eine Leberentzündung (Hepatitis) stellt eine entzündliche Reaktion von Leberzellen dar. Sie wird hauptsächlich von Viren hervorgerufen, wobei verschiedene Formen unterschieden werden, z. B. Hepatitis A, B und C.

Physikalische Therapie	Leib- und Rumpfwickel, heiße Leberauflagen, heiße Rolle
Pflanzenheilkunde	Mariendistel in: Hepar-Pasc®, Legalon® 70, Artischocke in Hepar POS®, Hepar SL forte
Ernährungstherapie	fettarme Vollwertkost, Alkohol strikt meiden, Kaffee weitgehend
Homöopathie	Chelidonium D2, D3, D4, Mercurius dulcis D4, Podophyllum D3, D4, D6

Fettleber
Bei einer Fettleber liegt eine prall-elastische bis derbe Vergrößerung der Leber vor. Die Fettleber wird durch Alkohol, Zuckerkrankheit, Überernährung oder Fettstoffwechselstörungen hervorgerufen.

Ernährungstherapie	streng fettarme Ernährung, rohkostreiche Vollwertkost, Süßes meiden
Heilfasten	deutliche Verbesserung möglich
Ausleitende Verfahren	Schröpfung der Leber-Galle-Zone
Pflanzenheilkunde	Mariendistel in: Hepar-Pasc® 100, Legalon® 70, Artischocke in Hepar POS®, Hepar SL forte
Nährstofftherapie	Lezithin 10 g täglich
Homöopathie	Lycopodium D3, D4, D6, Natrium sulfuricum D3, D4, D6
Physikalische Therapie	1–2-mal täglich ansteigendes Sitzbad, Leibumschlag, heiße Auflagen (Kartoffeln, Heublumensack, Fango) auf die Lebergegend

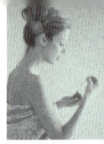

Erkrankungen des Harnsystems

Befund	Naturheilkundliche Therapien	
Nierenentzündung Bei einer Nierenentzündung liegt meist eine bakterielle Infektion der Nieren vor, oft auch der ableitenden Harnwege.	**Pflanzenheilkunde**	Kombinationspräparate: Angocin®, Nephroselect®, Carito®, Fertigtees: Hevert® Blasen- und Nierentee
	Physikalische Therapie	ansteigende Fußbäder, warme Packungen auf die Nierengegend
	Homöopathie	Equisetum hienale D1, D2, D3, Solidago D1, D2, Terebinthina D3, D4
	Enzymtherapie	Wobenzym® N 3-mal 5 Tabl., Phlogenzym® 3-mal 2 Tabl, 3–6 Wochen
Harnblasenentzündung Eine Harnblasenentzündung wird meist von Bakterien hervorgerufen, die in der Regel über die Harnröhre in die Blase aufsteigen. Frauen sind wegen der kürzeren Harnröhre häufig betroffen.	**Pflanzenheilkunde**	ätherische Öle, z.B. in Rowatinex®, sonst wie bei Nierenentzündung, Angocin® 3-mal täglich 4 Dragees
	Mikrobiologische Therapie	Symbioflor I und II nach Packungsbeilage einnehmen
	Ernährungstherapie	Flüssigkeitszufuhr mindest 3 l tägl., am besten in Form von Tee
	Physikalische Therapie	ansteigende Fuß-/Sitzbäder, T-Wickel, feucht-heiße Packungen
	Homöopathie	Cantharis D4, D6, Dulcamara D2, D3, D4, Sarsaparilla D2, D3
Nierensteine Nierensteine entstehen, wenn die Konzentration bestimmter Substanzen im Harn höher liegt als deren Löslichkeit. Die meisten Steine bestehen aus Kalksalzen.	**Ernährungstherapie**	tierisches Eiweiß einschränken, oxalatreiche Nahrungsmittel meiden, magnesium- und kalziumreiche Nahrung bevorzugen, 2–3 l täglich trinken
	Pflanzenheilkunde	*bei Koliken:* Kamillentee, *bei eingeklemmten Harnleitersteinen:* Rosskastanie in Reparil®, *zur Steinaustreibung:* Löwenzahn-/Nierentees

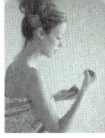

Nierensteine	Homöopathie	Berberis vulgaris D2, D3, D4, Colocynthis D4, D6

Chronische Nieren-insuffizienz Die chronische Niereninsuffizienz stellt eine Minderfunktion der Nieren dar.	Ernährungstherapie	phosphat- und eiweißarme, kalziumreiche Ernährung
	Pflanzenheilkunde	Goldrute in Solidagoren®, nephrologes®, Cystinol®, Ackerschachtelhalm (Zinnkraut) als Tee
	Homöopathie	Apis D3, D4, D6, Cantharis D6, Solidago virgaurea Ø, D2, D3

Erkrankungen der Geschlechtsorgane

Befund	Naturheilkundliche Therapien	
Prostatavergrößerung Bei der Prostatavergrößerung handelt es sich um eine gutartige Größenzunahme der Vorsteherdrüse. Dies kann durch Druck auf die Harnröhre zu einer zunehmenden Beeinträchtigung des Wasserlassens, später zu einer Restharnbildung und langfristig sogar zu Nierenschädigungen führen.	Ordnungstherapie	der Stuhlgang sollte reguliert werden
	Pflanzenheilkunde	Brennnessel in Uro-POS®, Bazoton® Prostaforton®
	Homöopathie	Sabal serrulata D1, D2
	Ernährungstherapie	eiskalte Getränke, Alkohol, Kaffee, stark kohlensäurehaltige Getränke meiden, pflanzliche, weitgehend vegetarische Ernährung bevorzugen
	Physikalische Therapie	ansteigende Fuß-, Sitz- oder Halbbäder, T-Wickel, warme Fango-/Heublumenpackung auf die Blasengegend
Prostatitis Die Prostatitis ist eine Entzündung der Vorsteherdrüse, die meist von Bakterien, gelegentlich auch von Hefen, Mykoplasmen oder Trichimonaden hervorgerufen wird.	Pflanzenheilkunde	Sägepalme in Prostagutt® mono, Remigeron®, Sonnenhut in: Echinacin®, Kombinationspräparate
	Homöopathie	Sabal serrulata D1, D2, Selenium D3, D4, D6
	Enzymtherapie	Wobenzym® oder Phlogenzym®

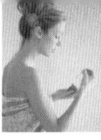
Sexuelle Funktions-störungen Sexuelle Funktionsstörungen sind alle Störungen des Ablaufs und des Erlebens im Sexualbereich.	**Nährstofftherapie**	*bei Impotenz*: Zink 10–40 mg/Tag, 3 Monate lang
	Physikalische Therapie	*bei Impotenz:* Teilwaschungen, Sitzbäder, hydrotherapeutische Reize
	Entspannungs-verfahren	Autogenes Training, Muskelentspannungstraining, Yoga
	Homöopathie	Agnus castus D3, D4, D6, Conium D6, D12, Selenium D4, D6
Sterilität Als Sterilität (Unfruchtbarkeit) bezeichnet man eine ungewollte Kinderlosigkeit. Man geht davon aus, dass eine Sterilität besteht, wenn nach einem Jahr trotz regelmäßigen Geschlechtverkehrs keine Schwangerschaft eingetreten ist.	**Ordnungstherapie**	Alkohol-. Kaffeegenuss einschränken, keine Medikamente und Drogen, Belastungen durch Giftstoffe meiden
	Homöoathie	Helionas dioica D1, D2, D3, Pulsatilla D4, D6
	Nährstofftherapie	Zink 10–40mg, Vitamin E 100–400 I.E. täglich
	Physikalische Therapie	Teilwaschungen, ansteigende Sitzbäder, Moorbäder
	Pflanzenheilkunde	*anstelle einer Hormonbehandlung:* Mönchspfeffer in: Agnolyt®, Castufemin®
Menstruationsbeschwerden Es gibt verschiedene Störungen und Beschwerden. Die häufigsten sind: Amenorrhö, Dysmenorrhö, prämenstruelles Syndrom.	**Ernährungstherapie**	Omega-3-fettsäurereiche Lebensmittel, Leinöl, fette Kaltwasserfische bevorzugen, Fleisch eher meiden
	Nährstofftherapie	*prämenstruelles Syndrom:* Vitamin B6 50–100 mg, Omega-6-Fettsäuren, *ausbleibende Blutung:* Zink 10–40 mg, *schmerzhafte Blutung:* Magnesium 300–600 mg, Vitamin E 400–800 I.E.
	Physikalische Therapie	ansteigende Fußbäder, Halb-/Vollbäder mit Melisse oder Moor, Beckenübungen, Lockerungsübungen, Sport

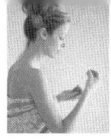

Menstruationsbeschwerden	**Pflanzenheilkunde**	*ausbleibende Blutung:* Mönchspfeffer in: Femicur® Kps., Agnolyt®, *verlängerte Blutung:* Hirtentäschelkraut als Tee oder Extract. Bursae past.
	Entspannungs-verfahren	Autogenes Training, Muskelentspannungstraining
	Homöopathie	Cyclamen D3, D4, Ferrum metallicum D3, D4, D6, Graphitis D4, D6, D12, Pulsatilla D4, D6, *verlängerte Regel:* China D2, D3, D4, Cimifuga D3, D4, D6, Sabina D3, D4, D6, Secale D4, D6 *schmerzhafte Regel:* Chamomilla D2, D3, D4, D6, Cimifuga D3, D4, D6, Crocus D3, D4, Magnesium phosphoricum D3, D4, D6, D12, Viburnum opulus D1, D2, D3

Fluor Fluor ist vermehrter Scheidenausfluss. Dieser kann dünnflüssig oder schleimigfadenziehend sein.	**Physikalische Therapie**	Sitzbäder mit Kamillenextrakt bei 37°C, 10 Minuten, 3–mal/Woche
	Pflanzenheilkunde	Frauenmantel, Kamille, Salbei als Tee und für Spülunen
	Homöopathie	Cimifuga D3, D4, D6, Ferrum metallicum D3, D4, D6, Hydrastis D1, D2, D3, Pulsatilla D4, D6

Klimakterische Beschwerden Das Klimakterium (Wechseljahre) ist durch den Übergang von der Geschlechtsreife in das Senium (Altern) gekennzeichnet. Die normalen, rhythmisch alle vier Wochen ablaufenden hormonellen Veränderungen werden unregelmäßiger und bleiben schließlich ganz aus.	**Pflanzenheilkunde**	Wanzenkraut in: Remifemin® Tabl., Chimisan®
	Nährstofftherapie	Phyto-Östrogene in: Menoflavon®, Vitamin E 400–1200 I.E. täglich, Vitamin C 2-mal 500–1000 mg täglich
	Physikalische Therapie	Wassertreten, lauwarme Halbbäder, Bürstenbäder, Sole-, Moorbäder
	Ausleitende Verfahren	Schröpfen, Cantharidenpflaster

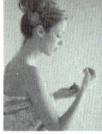

Klimakterische Beschwerden	**Homöopathie**	Lachesis D6, D12, Pulsatilla D4, D6, Sepia D3, D4, D6, D12
	Neuraltherapie	Injektionen in Schilddrüse oder an den gynäkologischen Raum
Mastodynie Bei einer Mastodynie kommt es zu schmerzhaften Schwellungen der Brüste, ohne dass organische Veränderungen nachweisbar sind.	**Pflanzenheilkunde**	Mönchspfeffer in: Femicur®Kps., Agnolyt®
	Homöopathie	Conium D4, D6, Cyclamen D3, D4, Helonias dioica D1, D2, D3
	Physikalische Therapie	ansteigende Armbäder, Brustwickel
	Neuraltherapie	Quaddelserie um Brustwarze

Stoffwechselerkrankungen

Befund	Naturheilkundliche Therapien	
Zuckerkrankheit Die Zuckerkrankheit (Diabetes mellitus) ist eine Stoffwechselstörung, bei der es zu erhöhten Blutzuckerwerten kommt. Eine Zuckerkrankheit liegt vor, wenn der Blutzucker nüchtern 120 mg/dl übersteigt, nach einer Mahlzeit über 160 mg/dl liegt oder nach einer bestimmten Zuckerbelastung (Glukosetoleranztest) über 200 mg/dl gemessen wird.	**Ernährungstherapie**	Zucker, zuckerhaltige Lebensmittel, Fertiggerichte und -getränke, Honig, Ahorn-, Rübensirup, Fruchtzucker, „Diabetiker-Produkte", Süßstoff meiden, Nahrung mit hohem Ballaststoff- und Rohkostanteil bevorzugen
	Heilfasten	gute Erfolge möglich
	Physikalische Therapie	Sportarten mit mittlerer Belastungsintensität und Ausdauercharakter
	Pflanzenheilkunde	Guarmehl als Quellstoff in: Glucotard®
	Nährstofftherapie	*Verbesserung der Blutzuckereinstellung:* Zink 20–50 mg, Chrom 100–200 µg, Vitamin E 400 I.E., Magnesium 300–600 mg täglich, *Vorbeugung/Behandlung diabetischer Nervenschädigungen:* Vitamin B1, B6, B12, Niacin, Lezithin, Alpha-Liponsäure

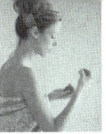

Zuckerkrankheit		*Vorbeugung diabetischer Netzhautschäden:* Zink 10–40 mg, Selen 50 µg, Magnesium 300–600 mg täglich, Vitamin A, C, E, *diabetische Wundheilungsstörung:* Zink 20–40 mg, Vitamin C, 2-mal 500 mg täglich
Schilddrüsenvergrößerung Bei einer Schilddrüsenvergrößerung (Struma, Kropf) können Teile oder die gesamte Schilddrüse vergrößert sein. Die häufigste Ursache ist der in Mitteleuropa häufig vorkommende Jodmangel.	**Nahrungsergänzung**	Jod 100–200 µg täglich oder 1500–2500 µg/Woche
	Homöopathie	Apis D3, Calcium fluoratum D6, Calcium jodatum D4, D6
Über-/Unterfunktion der Schilddrüse Bei einer Überfunktion der Schilddrüse kommt es durch eine vermehrte Ausschüttung von Schilddrüsenhormonen zu einer allgemeinen Stoffwechselsteigerung. Bei einer Unterfunktion werden zu wenig Schilddrüsenhormone ausgeschüttet. Die häufigste Ursache hierfür ist Jodmangel.	**Ernährungstherapie**	*Überfunktion:* kein jodiertes Speisesalz, *Unterfunktion:* ausreichende Jodzufuhr
	Pflanzenheilkunde	Wolfstrapp in thyreo-loges®, Kombinationspräparate wie Lycovowen® N, Thyreogutt®
	Homöopathie	Calcium fluoratum D12, Flor de piedra D12, Jodum D12, Kalium jodatum D6, D12, *bei Unterfunktion:* Fucus vesiculosus D1
	Physikalische Therapie	*Überfunktion:* Kälteanwendung im Bereich der Schilddrüse, Heilerde-Halswickel, *Unterfunktion:* Knie- bis Vollgüsse, wechselwarme Waschungen, Fuß-, Arm-, Voll- und Bürstenbäder, Ausdauersportarten, jodhaltige Solebäder
	Entspannungsverfahren	Autogenes Training

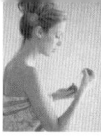

Gicht		
Gicht ist eine schmerzhafte, entzündliche Gelenkserkrankung, die durch Ablagerungen von Harnsäurekristallen in den Gelenken hervorgerufen wird.	**Pflanzenheilkunde**	*bei Anfall:* Colchicin (verschreibungspflichtig, nach Anweisung des Arztes einnehmen)
	Ernährungstherapie	möglichst vegetarisch, viel Obst, reichlich trinken
	Ordnungstherapie	kein Alkohol, bei Übergewicht Gewichtsreduzierung anstreben
	Physikalische Therapie	*bei Anfall:* kalte Kompressen, Eiskompressen, *chronisch:* kalte Kneipp-Anwendungen, Teil-, Vollbäder, Sauna, Ausdauersportarten
	Ausleitende Verfahren	Blutegelbehandlung, kleine Aderlässe (100–150 ml)
	Homöopathie	Acidum benzoicum D2, D3, D4, Belladonna D4, D6, Bryonia D1, D2

Übergewicht		
Von Übergewicht spricht man, wenn das Normalgewicht überschritten ist. Nicht jedes Übergewicht ist unbedingt behandlungsbedürftig. Es gilt heute als erwiesen, dass einige Prozent Übergewicht, welches über lange Zeit ohne größere Anstrengungen stabil gehalten wird und bei dem eine gute Leistungsfähigkeit besteht, möglicherweise für die betreffende Person das genau richtige Gewicht darstellt.	**Ernährungstherapie**	viel Gemüse, Salat, Vollkornprodukte, wenig oder kein Fleisch/Fleischprodukte, kein Alkohol
	Ordnungstherapie	Genussmittel meiden, hastiges Essen meiden, gut kauen, regelmäßige Mahlzeiten einhalten, abends wenig essen
	Physikalische Therapie	Trockenbürstungen, kalte Waschungen, Vollgüsse, Sauna, Ausdauersportarten
	Heilfasten	gute Erfolge
	Pflanzenheilkunde	pflanzliche Quellstoffe in: Decorpa®, Glucotard®, Guar Verlan®, Topinambur in: Helianthus® compositum
	Ausleitende Verfahren	Aderlässe mit 100–150 ml zur Unterstützung der Gewichtsabnahme

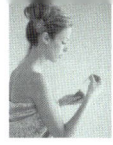

Fettstoffwechselstörungen
Unter Fettstoffwechselstörungen (Hyperlipidämien) versteht man Erhöhungen des Cholesterins oder der Triglyzide (Fette). Erhöhtes Cholesterin bezeichnet man als Hypercholesterinämie, erhöhte Triglyzeride als Hypertriglyzeridämie.

Ernährungstherapie	wenig tierische Fette, reichlich Ballaststoffe, rohkostreiche, vegetarische Ernährung, Fischöl, Leinsamen, Lein-, Walnuss-, Raps- Soja-, Olivenöl
Heilfasten	gute Erfolge möglich
Pflanzenheilkunde	Knoblauch in: Lipidavit®, Carisano®, Sapec®, Artischocke in: Hepar-POS®, Hepar SL®, Ballaststoffe wie Apfelpektin, Weizen-/Haferkleie
Physikalische Therapie	Kneipp'sche Anwendungen, Sauna, Ausdauersportarten
Nährstofftherapie	Nikotinsäure 2–4 g täglich, Omega-3-Fettsäuren, Lezithin, Antioxidantien

Erkrankungen des Bewegungsapparates

Befund   **Naturheilkundliche Therapien**

Rheuma
Beim Rheuma handelt es sich um eine chronische, in Schüben verlaufende Gelenkentzündung. In der akuten Phase kommt es zu starken Entzündungen eines oder einiger Gelenke.

Ernährungstherapie	Verzicht auf tierische Fette, hohe Zufuhr an Omega-3-Fettsäuren
Physikalische Therapie	*akut-entzündliches Stadium:* kalte Waschungen, Güsse und Umschläge, Eiskompressen, *chronisch:* Fango-, Moor-, Paraffinpackungen, Heublumensäcke, heiße Hand-/Fußbäder mit Bewegungsübungen, warme Vollbäder mit Moorextrakten, Schwefel, Heublumen, Fichtennadeln, Bürstenbäder, Sauna
Pflanzenheilkunde	Teufelskralle in: Allya®, Doloteffin, Brennnessel in: Rheuma-Hek®, Natulind 600, Kombinationspräparate: Phytodolor®, äußerlich: Heublumensack, Kneipp Rheumasalbe
Enzymtherapie	Bromelain-POS® 2-mal 1 Tablette, mehrere Monate

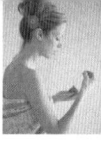
Rheuma

	Nährstofftherapie	Omega-3-Fettsäuren, Vitamin C 1–2 g, Vitamin E 800–1000 I.E., Selen 50–200 µg
	Homöopathie	Acidum formicicum D12 (D30, D200), Bryonia D3, D4, D6, Rhus toxicodendron D3, D4, D6

Morbus Bechterew
Morbus Bechterew ist eine chronisch-rheumatische, entzündliche Erkrankung, die die kleinen Wirbelgelenke, das Sakroiliakalgelenk (zwischen Kreuz- und Hüftbein) und die Bänder der Wirbelsäule betrifft.

	Physikalische Therapie	*außerhalb der Akutphasen:* Fangopackungen, Heublumensäcke, medizinische Bäder mit Kräuterzusatz, Unterwasserdruckstrahlbehandlung, Rumpfwickel, Sauna, Bewegungsübungen, Schwimmen, Atemtherapie
	Heilfasten	Verbesserungen möglich
	Pflanzenheilkunde	Teufelskralle in Allya®, Doloteffin®
	Enzymtherapie	Mulsal® N 3-mal 8 Tabletten, Wobenzym bis zu 3-mal 10 Tabletten/Tag
	Ausleitende Verfahren	trockenes Schröpfen, Canthariden-Pflaster

Arthrose
Arthrose ist eine mechanische Schädigung bzw. Zerstörung der Gelenkknorpeloberfläche.

	Physikalische Therapie	*aktivierte Arthrose:* kalte Umschläge, kalte Heilerde-/Lehmauflagen, *chronische Arthrose:* lokale Wärmeanwendungen, Vollbäder mit Moor-, Schwefel-, Heublumenzusatz, Sauna, Gelenkübungen, Fingerbewegungsübungen, Zweizellen-, Stangerbäder, Reizstrom, Mikrowelle, Ultraschall
	Pflanzenheilkunde	Phytodolor®, Arnika als Tinktur für Umschläge, Kneipp Rheumasalbe® Capsicum N, Arthrosenex® N
	Ernährungstherapie	reichlich Frischkost, viel Obst und Gemüse
	Heilfasten	deutliche Verbesserung

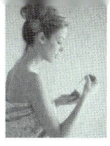

Arthrose	**Nährstofftherapie**	Vitamin C 4 g, Vitamin E 400 I.E., Vitamin D 500 I.E., Kalzium 1000 mg, Glukosamin (Dona S 200) 3-mal 2 Tabl., 4 Wochen, dann 3-mal 1 Tabl.
	Enzymtherapie	*bei Schwellungen:* Phlogenzym® 3-mal 2 Tabletten, 4–8 Wochen
Osteoporose Bei Osteoporose handelt es sich um eine Minderung des Knochengewebes, die über den natürlichen Altersabbau des Skeletts hinausgeht.	**Ernährungstherapie**	kalziumreiche Ernährung und Mineralwässer, Nahrung mit Phosphatzusätzen, Zucker und Kochsalz meiden
	Nährstofftherapie	Kalzium 500–1000 mg, Vitamin D 500–1000 I.E., Magnesium 300 mg/Tag
	Physikalische Therapie	vorsichtige Sonnen- oder UV-Ganzkörperbestrahlung
	Ordnungstherapie	Kaffee und Alkohol meiden
Rückenschmerzen HWS-Syndrom LWS-(Lendenwirbelsäule-) Syndrom, HWS(Halswirbelsäulen-) Syndrom, Lumbago, Lumbalgie, Lumboischialgie und Ischiasbeschwerden sind Umschreibungen für Rückenschmerzen.	**Physikalische Therapie**	heiße Auflagen mit Fango, Moor, Heublumensack, Rumpfwickel, warme Vollbäder mit Heublumen, Kalmus, Fichtennadeln, Sauna, Rückenmuskulaturschulung, Wirbelsäulengymnastik, klassische Massage, Elektrotherapie, Thermalbäder
	Pflanzenheilkunde	wärmende Salben: Kytta Salbe f, Kneipp Rheumasalbe Capsicum N, Arthrosenex® N
	Nährstofftherapie	Vitamin E 400–800 mg
	Neuraltherapie	Quaddelungen, Infiltrationen oder tiefer gehende Injektionen
	Entspannungsverfahren	Autogenes Training, Muskelentspannungstraining
	Enzymtherapie	2-mal 10 Wobenzym® oder 3-mal 4 Phlogenzym® Tabl., 3–5 Tage

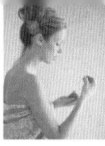
Rückenschmerzen HWS-Syndrom	Homöopathie	Acidum formicicum D6, D12, Bryonia D3, D4, D6, Dulcamara D2, D3, D4, Rhus toxicodondron D4, D6, D12
Schulter-Arm-Syndrom Das Schulter-Arm-Syndrom ist kein einheitlicher Krankheitsbegriff für eine bestimmte Erkrankung, sondern beschreibt einen Reizzustand der Schulter.	Physikalische Therapie	Fango, Heublumensack, Schulter-Arm-Wickel, Schwefelbäder, Sauna, Wirbelsäulengymnastik, Rückenschwimmen, Massage, Bindegewebs-, Unterwassermassage, Strombehandlungen, Mikrowelle, Kurzwelle, Ultraschall, Rotlicht
	Pflanzenheilkunde	Kneipp Rheumasalbe® Capsicum N, Arthrosenex® N, Discmigon®
	Neuraltherapie	Quaddelungen und Infiltrationen, an Störfeld denken
	Entspannungsverfahren	Autogenes Training, muskuläres Entspannungstraining
Muskelprellung Muskelkater Eine Muskelprellung ist eine stumpfe Verletzung des Muskels. Beim Muskelkater handelt es sich um einen schmerzhaften, vorübergehenden Muskelschaden durch Überlastung, der durch zahlreiche Mikroverletzungen im Muskel hervorgerufen wird.	Pflanzenheilkunde	Kytta-Salbe®, Arnikatinktur für Umschläge, Arnika Gel Dignos®, Kombinationspräparate
	Homöopathie	Arnica D3, D4, D6, Bryonia D3, D4, D6, Rhus toxicodendron D3, D4, D6
	Physikalische Therapie	warme Vollbäder, Sauna
	Nährstofftherapie	Vitamin E 400–800 I.E., Magnesium 300 mg/Tag

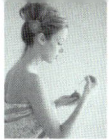

Erkrankungen des Nervensystems

Befund	Naturheilkundliche Therapien	
Migräne Unter Migräne versteht man sich wiederholende Schmerzattacken, die plötzlich (meist) einseitig beginnen und in der Regel mit Appetitlosigkeit, Übelkeit oder Erbrechen verbunden sind.	**Pflanzenheilkunde**	Pfefferminzöl 1 Tropfen bei Kopfschmerzbeginn einmassieren
	Ernährungstherapie	versuchsweise kein Kaffee, schwarzer Tee, Colagetränke
	Heilfasten	oft gute langfristige Wirkung
	Entspannungsverfahren	Autogenes Training, Tiefenmuskelentspannung
	Physikalische Therapie	*beim Anfall:* auf warme Füße achten, *vorbeugend:* Trockenbürstungen, Kniegüsse, Gesichtsgüsse, wechselwarme/kalte Waschungen, Sauna
	Bewegungstherapie	Ausdauersportarten wie Rad fahren, Schwimmen, Joggen
	Homöopathie	Belladonna D4, D6, Cimicifuga D3, D4, D6, Coffea D12, Cyclamen D3, D4, D12, Gelsemium D4, D6, Glonoinum D4, D6, Iris versicolor D3, D4, D6, D12, Spigelia D3, D4, D6
	Neuraltherapie	auf Störfelder achten
Polyneuropathie **Neuralgie** Eine Polyneuropathie ist eine Erkrankung der peripheren Nerven, die zu sensiblen oder motorischen Ausfällen führt. Neuralgien sind immer wiederkehrende oder chronische lokale Schmerzen durch Reizung eines Nervs.	**Ordnungstherapie**	bei Polyneuropathie strikte Meidung von Alkohol
	Nährstofftherapie	hochdosiert Vitamin-B-Komplex
	Physikalische Therapie	Durchflutung mit Reizstrom (Zellen-Stangerbad)
	Homöopathie	Aconitum D4, D6, Agaricus muscaricus D6, D12, Mandragora e radive D12, Tarantula D6, D12 (D30)

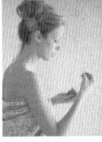
Morbus Parkinson Der Morbus Parkinson ist eine chronisch-degenerative Erkrankung bestimmter Regionen des Gehirns, die u.a. mit Tremor (Zittern der Finger), Rigor (Steigerung der Muskelspannung) und Akinesie (Mangel an Spontanbewegungen) einhergeht.	**Bewegungstherapie**	Krankengymnastik auf neurophysiologischer Grundlage, ggf. Gangschulung, Logopädie, Spiele, rhythmische Bewegungen, Tanzübungen
	Hydrotherapie	warme Bäder mit Baldrian, Melisse, Lavendel
	Massage	Muskeldehnung, Lockerungsmassage
	Nährstofftherapie	Phenylalanin 3-mal 500 mg
	Homöopathie	Aranea diadema D4, D6, D12, Conium D6, D12, Manganum D4, D6
Ohrensausen Ohrensausen ist eine Hörempfindung von Geräuschen/Tönen verschiedener Tonhöhe und Lautstärke ohne Einwirkung einer äußeren Schallquelle.	**Pflanzenheilkunde**	Ginkgo in: Rökan®, Tebonin® forte, Ginkgobil ratio®
	Homöopathie	Aconitum D30, Apis D6, Asarum D6, Phosphor D6, D12, Secale D4, später D6, dann D12, Tarantula D12
	Ausleitende Verfahren	wiederholte, kleine Aderlässe (100–150 ml), Blutegel an Warzenfortsatz oder Nacken
	Neuraltherapie	Quaddelungen im Kopfbereich, besonders am Warzenfortsatz, Störfeldsuche
Schwindel In ca. 30% der Fälle liegt eine Innenohrschädigung vor. Durch Blutdruckmessungen sollten erhöhte oder erniedrigte Blutdruckwerte als Ursache ausgeschlossen werden.	**Homöopathie**	Argentum nitricum D12, Arnica D4, D6, später D12, Conium D6, D12, Petroleum D6, Tabacum D12
	Ordnungstherapie	kein Nikotin, Alkohol, Schlaf- und Beruhigungsmittel
	Pflanzenheilkunde	bei Reiseschwindel: Ingwer in Zinton®, Fövysatum®
	Physikalische Therapie	*akut:* kalte oder heiße Kompressen

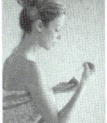

Erkrankungen der Haut und Hautanhangsorgane

Befund	Naturheilkundliche Therapien

Akne, Seborrhö
Acne vulgaris ist eine entzündliche Hauterkrankung
vornehmlich des Gesichts-
und Halsbereiches, die mit
Mitessern, rötlichen Papeln
und eitrigen Pusteln einhergeht.
Unter Seborrhö versteht man
die Neigung zu starker Talg-
ausscheidung, welche be-
sonders an Gesicht, Kopfhaut
und Brust vorkommt. Seborrhö führt zu fettigem Haar
und begünstigt auch die Entstehung von Akne.

Ernährungstherapie	konsequente Vollwertkost, keine fettreichen Speisen, Zucker, scharfe Gewürze, Alkohol, Kaffee, dafür frisches Obst und Gemüse
Heilfasten	gute Verbesserungen möglich
Nährstofftherapie	Zink 10–20 mg täglich
Homöopathie	Hepar sulfuris D6, D12, D30, Pulsatilla D6, D12, D30, Sulfur D6, D12, D30
Physikalische Therapie	*Akne*: Gesichtsdampfbad, Dampfdusche, Vollbäder mit Kleie, Zinnkraut oder Schwefel, lokale Heilerdepackung, vorbeugend: Saunabesuche, *Seborrhö*: warme Umschläge mit Eichenrinde, Bäder mit Eichenrinde oder Fichtennadelextrakt
Pflanzenheilkunde	tägliche Waschungen mit Kamillentee, Silvapin®, Hametum® zum Abtupfen, innerlich: Löwenzahn-, Brennnessel-, Schachtelhalmtee
Entspannungs-verfahren	Stress meiden, Autogenes Training, Muskelrelaxation nach Jacobson
Eigenbluttherapie	günstig zur Behandlung entzündlicher Prozesse und Eiterungen

Schuppenflechte
Die Schuppenflechte (= Psoriasis) ist eine chronische, oft in
Schüben verlaufende ent-
zündliche Hauterkrankung, die
mit starker Schuppenbildung
und Rötungen an typischen
Körperstellen einhergeht.

Ernährungstherapie	konsequente Vollwertkost mit hohem Rohkostanteil, tierisches Eiweiß, Schweinefleisch sowie Fettanteil reduzieren
Physikalische Therapie	Solebäder in Totes-Meer-Salz, Seifenbäder, Kleiebäder, Heilerdeauflagen, UV-Ganzkörperbestrahlung

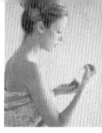

Beschwerden und Behandlung

Schuppenflechte	**Pflanzentherapie**	*äußerlich*: Mahonia aquifolium Extrakt in Salbenform (Rubisan®), *innerlich*: Sarsapilla in Sarsapsor® Bürger Tabletten
Neurodermitis Neurodermitis ist eine entzündliche Hauterkrankung, die mit sehr trockener Haut (in Schüben auch nässendentzündeter Haut), starkem Juckreiz sowie häufig auch zusätzlichen Hautinfektionen durch Bakterien, Viren oder Pilze einhergeht.	**Ernährungstherapie**	tierische, eiweißarme Kost, Milch, Eier, Süßigkeiten reduzieren, *Kleinkinder*: mindestens 6 Monate stillen, danach hypoallergene Kost oder Sojamilch, dazu reifes Obst, Getreideprodukte, mageres Fleisch
	Heilfasten	Verbesserungen möglich
	Physikalische Therapie	Vollbäder mit Milchmolke, Teerölbäder, Ölbäder mit Soja, Kamillen-, Rosmarinöl, wechselwarme/kalte Waschungen, kalte Güsse, Heilerdewickel, Solebäder oder Quarkumschläge bei nässenden Ekzemen
	Pflanzenheilkunde	*äußerlich, nässende Ekzeme*: Schwarztee/Eichenrinde, abgekühlt, als Auflage mehrmals täglich, *äußerlich, trockene Ekzeme*: Nachtkerzenöl in Salben, z.B. Omega 20% Eucerin Fettsalbe
	Entspannungsverfahren	Autogenes Training, Tiefenmuskelentspannung
	Nährstofftherapie	*unterstützend*: Zink, Kalzium, Omega-3-Fettsäuren innerlich und äußerlich, z.B. Omega 20% Eucerin Fettsalbe, 1 TL Borretschsamenöl täglich innerlich
Warzen Warzen sind Viruserkrankungen der Haut, welche typischerweise mit vermehrten Verhornungen einhergehen.	**Homöopathie**	Thuja D6, D12, D30
	Physikalische Therapie	ansteigende Bäder, Sauna, Wassertreten, kalte Güsse, Trockenbürsten

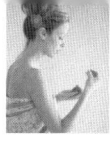

Warzen	**Pflanzenheilkunde**	*äußerlich*: Lebensbaum als tinctura thujae 3-mal täglich, einige Wochen aufpinseln, *innerlich*: Sonnenhut in Echinacin® Liquor, Pascotox 100®

Pilzerkrankungen
Pilzerkrankungen finden sich vornehmlich an der Haut und Schleimhaut, sie können jedoch auch an inneren Organen vorkommen. Als für den Menschen wichtige Pilzgruppen kommen die Hefepilze und die Sprosspilze in Frage. Am häufigsten besiedeln sie die Haut oder die inneren Organe von immungeschwächten Menschen.

Ordnungstherapie	an Grundkrankheiten, z.B. Diabetes, denken, auch Pilzerkrankungen des Darmes mitbehandeln, bei genitalem Pilz Patner mitbehandeln
Homöopathie	Acidum fluoricum D3, D4, D6, Borax D3, D4, D6, Graphites D3, D4, D6, Silicea D6, D12, D30, Sulfur D6, D12, D30
Physikalische Therapie	ansteigende Arm-/Fußbäder, Rosmarin-Bäder, heiße Rückenblitzgüsse, Fußbäder mit ätherischen Ölen (Kampfer, Nelken, Lavendel)
Pflanzenheilkunde	mit aufgeschnittener Knoblauchzehe befallene Stellen mehrmals einreiben, dann Ringelblumensalbe auftragen, *in Hautfalten*: Kamillenlösung oder Eichenrindenabkochung

Insektenstiche
Die in Deutschland häufigsten Insektenstiche sind solche von Mücken, Bienen, Wespen und Zecken.

Ordnungstherapie	bei Insektenstichen in die Schleimhäute und allgemein starken Reaktionen ärztliche Hilfe einholen
Physikalische Therapie	Erstmaßnahme Stichstelle unter kaltes, fließendes Wasser; ferner: Eisauflagen, kalte Kompressen, Umschläge mit essigsaurer Tonerde, Zwiebel-, Heilerdeauflage
Pflanzenheilkunde	*äußerlich*: Venoplant® Gel, mit aufgeschnittener Zwiebel einreiben, Arnika-Umschläge aus tinctura Arnicae
Neuraltherapie	direkt nach dem Stich die Stichstelle umspritzen

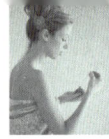
Infektionen

Befund	Naturheilkundliche Therapien		
Infektionen Infektionen sind Zeichen einer Abwehr des Körpers gegen eindringende Organismen, z.B. Viren, Bakterien oder Pilze.	**Zur Immunstimulation**	Autogenes Training, native Eigenbluttherapie	
	Nährstofftherapie	10–25 mg Zink, 3-mal 500–1000 mg Vitamin C	
	Physikalische Therapie	*vorbeugend*: Wassertreten, Tautreten, Kneippkur, Sauna, Teil-/Ganzwaschungen, Gymastik, Atemtherapie, Spaziergänge, Rad fahren, Schwimmen, Trockenbürstungen, mäßiges Sonnen- und Lichtbaden	
	Pflanzenheilkunde	Sonnenhut in Echinacin® Liquor, Pascotox 100®	
Bakterielle Infektionen betreffen häufig die Haut, die Atemwege, die Harnwege, den Kopfbereich, Operationswunden, Genitalien und den Magen-Darm-Bereich.	**Ausleitende Verfahren**	Blutegelbehandlung, Cantharidenpflaster (bei Mandelentzündung)	
	Homöopathie, allgemein	Echinacea Ø, D1, D2, Aconitum D4, D6, Belladonna D4, D6, Eupatorium perfoliatum D2, D3, Ferrum phosphoricum D3, D4	
	Kinderkrankheiten	Diphtherie Keuchhusten Impfschäden Antibiotikagabe (Folgeschäden)	Mercurius cyanatus Belladonna Thuja occidentalis Sulfur C30 (Cave! Erstreaktion, ggf. LM VI 5 Globuli tägl., bei Bedarf Steigerung auf LM XII, LM XVIII, LM XX)
		Einnahme: als C30-Potenz 5 Globuli in 1 Glas Wasser, 3-mal 1 EL täglich, 2–3 Tage lang	
	Pflanzenheilkunde	Angocin®, Sonnenhut in Echinacin® Liquor, Pascotox 100®	

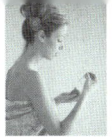

Virusinfektionen

Neben den Virusinfektionen der Haut gibt es eine Vielzahl weiterer Viren, die den Menschen betreffen können. Hierzu gehören die Viren, welche die Kinderkrankheiten auslösen, wie Masern, Windpocken, Röteln, Mumps. Weitere Viren befallen bevorzugt die Leber, den Magen-Darm-Bereich oder den gesamten Körper (z. B. Grippeviren, Zytomegalieviren, Ebstein-Barr-Viren). Das AIDS-Virus infiziert u.a. Zellen des Immunsystems.

Pflanzenheilkunde	*grippale Infekte*: Holunder als Tee oder heißer Beerensaft, Linde als Tee, Jaborandiblätter als Tee, *zur Stimulation:* Exberitox N 3-mal 3 Tabletten 2 Wochen, Lymphozil K/forte E®, Taigawurzel in Eleu-Kokk® 3-mal 5 ml

Homöopathie
(Kinderkrankheiten)

Masern	Pulsatilla
Mumps	Belladonna
Röteln	Aconitum
Windpocken	Antimonium tartaricum
Kinderlähmung	Lythyrus savitus

Einnahme: als C30-Potenz 5 Globuli in 1 Glas Wasser, 3-mal 1 EL täglich, 2–3 Tage lang

Physikalische Therapie	ansteigendes Fuß-, Halb-, Dreiviertel-, Vollbad, *bei starkem Fieber* kalte Waden- oder Unterleibwickel, *bei Atemwegsinfekten* Kopfdampfbad mit Kamillenblüten oder Emser Salz, ansteigendes/warmes Armbad, *bei Infekten im Nasen-Rachenraum, Halsschmerzen* kalte Halswickel, *vorbeugend* Wassertreten, Kneippkur, Sauna, Körpertrockenbürstungen, mäßiges Sonnen- und Lichtbaden

Seelische Erkrankungen

Befund

Naturheilkundliche Therapien

Depression

Die Depression ist kein einheitliches Krankheitsbild, sondern ein Syndrom, das aus verschiedenen seelischen und körperlichen Symptomen besteht.

Pflanzenheilkunde	Johanniskraut in: Cesradystom 200®, Exbericum®, Jarsin®
Physikalische Therapie	wechselwarme Fuß-, Vollbäder mit Fichtennadeln oder Rosmarin, Kneipp'sche Güsse, Sauna, Trockenbürstungen, Gymnastik, Laufen, Rad fahren, Schwimmen, Sonnenbäder

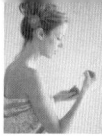
Depression	**Homöopathie**	Aurum metallicum D6, D12, Ignatia D6, D12, Lachesis D6, D12, Natrium muriaticum D6, D12, Sepie D4, D6, D12
	Nährstofftherapie	Magnesium 300–600 mg, Vitamin B1, B6, B12, Vitamin C 1–2 g, Trypotophan 3-mal 500–1000 mg
	Ausleitende Verfahren	blutiges Schröpfen über Galle- oder Depressionszone

Schlafstörungen Es gibt eine große Anzahl unterschiedlicher Schlafstörungen, beispielsweise Einschlafstörungen, Durchschlafstörungen, zu frühes Erwachen, unruhiger, wenig erholsamer Schlaf, quälende Träume, kombinierte Störungen	**Entspannungs-verfahren**	Autogenes Training, Muskelentspannungstraining
	Physikalische Therapie	Bäder mit Baldrian, Melisse, Lavendel, abends ganze Kaltkörperwaschung, sportliche Betätigung bei Tag, abends Spaziergang
	Pflanzenheilkunde	Kombinationspräparate: Pascosedon®, Kytta Sedativum®, Baldrian als Tee oder in Baldrian Phyton®
	Homöopathie	Coffea D6, D12, Zincum valerianicum D4
	Nährstofftherapie	Magnesium 300 mg abends, Vitamin B6 50–100 mg einige Wochen, Trytophan 2000 mg 1/2 Stunde vor dem Schlafengehen
	Ayurveda	1 Tropfen Narde-Aromaöl vor dem Schlafengehen in die Schläfen reiben

Angst Angst ist eine natürliche Reaktion auf Lebenssituationen und wird dann zur Krankheit, wenn sie nicht der Angst machenden Situation angemessen ist.	**Ordnungstherapie**	symptomorientierte, psychotherapeutische Verhaltenstherapie
	Homöopathie	Aconitum D4, D6, Argentum nitricum D4, D6, D12, Arsenicum album D4, D6, D12, Pulsatilla D4, D6
	Entspannungs-verfahren	Autogenes Training

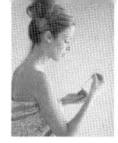

Sucht/Drogenabhängigkeit
Unter Drogenabhängigkeit wird der Zustand einer psychischen und physischen Abhängigkeit mit Wirkung auf das zentrale Nervensystem verstanden.

Ordnungstherapie	Erkenntnis der eigenen Drogenabhängigkeit, Bereitschaft, Opfer zu bringen, um die Sucht zu überwinden
Entspannungsverfahren	Autogenes Training, Muskelentspannungstraining
Nährstofftherapie	Vitamin C mehrere Gramm täglich, Vitamin B6 50–100 mg täglich, Multivitamin- und Multimineralpräparate
Physikalische Therapie	Wasseranwendungen, Bürstungen, Volbäder, Sauna, tägliche Bewegungstherapie
Pflanzenheilkunde	bei Erregungszuständen im Entzug beruhigende Pflanzenpräparate

Konzentrationsstörungen
Der Gestörte kann sich deutlich schlechter auf eine Tätigkeit konzentrieren als dies dem vergleichbaren Altersdurchschnitt möglich ist oder bei derselben Person früher der Fall war.

Physikalische Therapie	morgendliche kalte Waschungen, Wechselduschen, Kneipp'sche Güsse, Trockenbürstungen, Spaziergänge, Sportarten an frischer Luft
Pflanzenheilkunde	Ginkgo biloba in: Tebonin forte ®, Ginkgo ratio®
Homöopathie	Acidum phosphoricum D4, D6, D12, Anacardium D4, D6, Sulfur D4, D6, D12
Nährstofftherapie	bei Blutmangel Eisen, Folsäure, Vitamin B12

Vegetative Dystonie
Es handelt sich um eine Funktionsstörung des vegetativen Nervensystems.
Sympathikus = aktivierender Teil des Nervensystems
Parasympathikus = beruhigender Teil des Nervensystems

Physikalische Therapie	*erhöhter Sympathikustonus*: ansteigende Teilbäder, Leibwickel, Vollbäder mit Melisse, Lavendel, Sauna 1-mal/Woche, Spaziergänge, Gartenarbeit, Ausdauersportarten, *erhöhter Parasympathikustonus:* Vollbäder mit Fichtennadel, Kneipp'sche Güsse, Sauna 1-mal/Woche

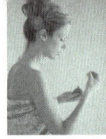
Vegetative Dystonie	**Pflanzenheilkunde**	Kombinationspräparat Neurapas® balance, Melisse als Tee, Melissenwasser, Melissengeist, Kneipp Melissen Pflanzensaft
	Entspannungsverfahren	Muskelentspannungstraining
	Neuraltherapie	Injektionen an die Schilddrüse oft günstig
Schmerzen Der Schmerz ist ein zentrales Signal in körperlicher und seelischer Hinsicht. Als nützliche Erscheinung kommt ihm eine lebenserhaltende Bedeutung für den Organismus zu, denn er informiert über Bedrohungen durch gewebeschädigende Reize.	**Ordnungstherapie**	vor Schmerzbehandlung ausreichende Abklärung der Ursachen, einige Patienten reagieren gut auf Hypnose, autogenes Training kann schmerzlindernd wirken
	Neuraltherapie	hervorragend zur Schmerztherapie geeignet
	Pflanzenheilkunde	*allgemein*: Kombinationspräparate: Phytodolor® 3–4-mal täglich 20–30 Tropfen; *krampfartig*: Pestwurz als Fertigpräparat: Petadolex®, *Zahnschmerzen:* Gewürznelke kauen, *schmerzhafte Schwellungen nach Verletzungen, Operationen:* kühle Arnikaumschläge mit Tinctura Arnicae, mehrfach täglich
	Reflexzonenmassage des Fußes	kann bei zahlreichen Schmerzsyndromen sinnvoll sein

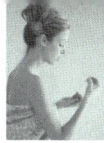

Fieber

Befund

Fieber
Unter Fieber versteht man eine erhöhte Körpertemperatur über 38,2 °C, gemessen an der Rektumschleimhaut. Insgesamt ist Fieber ein Zustand im Körper, der eine Alarmfunktion hat und den Organismus in eine höhere Abwehrbereitschaft versetzt.

Naturheilkundliche Therapien

Ernährungstherapie Flüssigkeitszufuhr erhöhen, Appetitlosigkeit respektieren, fleischarme Kost

Homöopathie 5 Globuli in Wasser auflösen und nach Bedarf schluckweise einnehmen: Aconitum C30, Belladonna C30, Ferrum phosphoricum C30

Physikalische Therapie kalte Wadenwickel, alle 5–10 Minuten erneuern, Brust-Leib-Rumpfwickel mehrfach täglich, *beginnendes Fieber*: ansteigende Fußbäder von 36 °C auf 39 °C, *anhaltendes Fieber*: warme Vollbäder mit absteigender Temeratur

Krebs

Befund

Krebs
ist eine bösartige Erkrankung, bei der es im Körper zu einem unkontrollierten Wachstum körpereigener Zellen kommt.

Naturheilkundliche Therapien

Allgemein regelmäßige Vorsorgeuntersuchungen, ausreichend Schlaf, Bewegung, viel frische Luft und Sonne, moderates Essen, Abbau chronischer Stressfaktoren, Meidung von Genussgiften, vor allem Alkohol und Nikotin, bei Erkrankung Vertrauen in behandelnden Arzt aufbauen, Hilfe professioneller Helfer und Berater in Anspruch nehmen

Ernährungstherapie *vorbeugend*: Vollwertkost mit hohem Ballaststoff- und Antioxidantienanteil

Nährstofftherapie *bei bösartigen Tumoren*: Selen 50–200 µg, Vitamin C 1–5 g, Vitamin E 400–800 mg, Vitamin A 10.000 I.E., Zink 10–25 mg

Krebs	Enzymtherapie	Enzympräparate zur Aktivierung des Abwehrsystems und Minderung der Nebenwirkungen von Strahlen- und Chemotherapie
	Pflanzenheilkunde	Mistel als Krebsmittel in: Helixor® A/-M/-P, Iscador® M/-P/-Qu, Plenosol N®, Vysorel® a/-M/-P, immunstimulierend: Sonnenhut in Echinacin®, Pascotox 100®, Kombinationspräparat Esberitox® N
	Entspannungs-verfahren	Autogenes Training, günstig ist Visualisierung nach Simonton

Allergische Erkrankungen

Befund **Naturheilkundliche Therapien**

Allergien sind Überempfindlichkeitsreaktionen des Organismus auf körperfremde Substanzen. Sie können sich an der Haut, den Schleimhäuten und in anderen Organbereichen äußern.	Ordnungstherapie	auslösende Allergene meiden, Lebensführung und gestörte Beziehungen harmonieren, Abwehrbarrieren gegenüber potenziellen Allergenen stärken
	Homöopathie	Komplexmittel in: Pascallerg®, *Heuschnupfen*: Luffa® compositum
	Heilfasten	unter diagnostischen und auch therapeutischen Aspekten sinnvoll
	Ernährungstherapie	ausgewogene Vollwertkost, Reduktion tierischer Eiweiße, auf Hilfs- und Konservierungsstoffe verzichten, schadstoffarme Lebensmittel bevorzugen
	Nährstofftherapie	Kalzium 1000 mg, Magnesium 300–600 mg, Zink 10–25 mg, Vitamin C 1 TL im akuten Schub
	Autogenes Training	bei Asthma und Nesselsucht sehr gut anwendbar

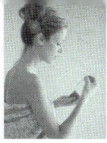

Allergien	**Mikrobiologische Therapie**	Störungen der Darmflora durch entsprechende Therapie beheben
	Eigenbluttherapie	bewährte Therapieschemata für allergische Exantheme, akute, chronische Nesselsucht, Juckreiz
	Physikalische Therapie	*gegen Juckreiz*: kühle/lauwarme Bäder mit Kamille und Kleie, Umschläge mit Schwarztee, Sport an frischer Luft, Wandern, *bei Hautbeteiligung*: UV-Bestrahlung, Licht- und Luftbäder

Schwangerschaft und Geburt

Befund	Naturheilkundliche Therapien	
Schwangerschaftserbrechen ist eine typische Erscheinung in den ersten Monaten der Schwangerschaft.	**Homöopathie**	Arsenicum album D4, D6, Ipecacuanha D3, D4, D6, Nux vomica D3, D4, D6, Sepia D3, D4, D6, Sulfur D3, D4, D6
	Nährstofftherapie	Vitamin B6 20 mg täglich
	Physikalische Therapie	warme Anwendungen am Bauch (Fango, Wickel, Heusäcke)
Geburtserleichternde Maßnahmen Die Geburt ist ein unabwendbares und kaum aufschiebbares Ereignis, das intensiv vorbereitet werden kann.	**Homöopathie**	*zur allgemeinen Geburtserleichterung*: Pulsatilla D4, Caulophyllum D3, D4: je 2-mal täglich im Wechsel ab 6 Wochen vor Termin, jede Woche 2 Tage Pause, Calcium fluoratum-Salbe und/oder Johanniskrautöl als Einreibung des Dammbereiches, *Psyche*: Aconitum C30, Cimifuga C30; *Depression*: Ignatia C30, Natrium muriaticum C30, Pulsatilla C30
	Autogenes Training	vermindert Muskelspannung, Furcht und Schmerz
	Physikalische Therapie	Schwimmen, Wassertreten

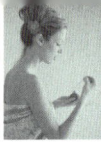

Milchbildungsstörungen	Ordnungstherapie	an stress- und problembedingte Unterfunktion der Brustdrüse denken
Das „Einschießen" kann zu schmerzhaften Spannungen der Brust und zu Temperaturanstieg führen. Solche Störungen können sowohl hormonelle, somatische als auch psychische Ursachen haben.	Homöopathie	*verminderter Milchfluss*: Lac deflo-D4, D6, Silicea D3, D4, D6, Calcium carbonicum D3, D4, D6, Lac caninum D3, D4, D6, *vermehrter Milchfluss*: Calcium carbonicum D3, D4, D6, Lac caninum D3, D4, D6, *Milcheinschuss*: Secale D3, D4, D6, Phytolacca D3, D4, D6, *entzündete Brustwarzen*: Acidum nitricum D3, D4, D6, Chamomilla D3, D4, D6, Lycopodium D3, D3, D6, Petroleum D3, D4, D6, Pulsatilla D4, D6, Staphisagria D4, D6, Sulfur D3, D4, D6
	Pflanzenheilkunde	Mönchspfeffer in Agnolyt®, Castufemin®
Milchdrüsenentzündung	Ernährungstherapie	2–3 l täglich trinken
Die Milchdrüsenentzündung ist eine bakterielle Infektion einer oder beider Brüste.	Pflanzenheilkunde	*extern*: Kamillosan® Salbe, Unguentum Truw® Salbe, *intern*: ggf. Immunstimulation mit Echinacea-Präparaten
	Physikalische Therapie	*bei akuter Entzündung*: kalte Kompressen, Heilerde, Kytta-Plasma®-Umschläge, kalte Umschläge mit Retterspitz, Eisblase zur Rückbildung

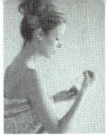

Kindliche Erkrankungen

Befund	Naturheilkundliche Therapien	
Allgemein	**Akupunktur** **Akupressur**	vorzugsweise Akupressur oder Laserakupunktur der Nadelakupunktur vorziehen
	Autogenes Training	bei Unruhe, Nervosität, Konzentrationsstörungen, Verhaltensauffälligkeiten – ab 6. Lebensjahr
	Bach-Blüten-Therapie	bewährt bei Kindererkrankungen
	Homöopathie	Homöopathika sprechen bei Kindern gut an
	Mikrobiologische Therapie	aufgrund von Fehlernährung liegt häufig eine Dysbiose des Darmes vor
	Pflanzenheilkunde	mild wirkende pflanzliche Heilmittel haben großen Stellenwert bei Kindern
	Physikalische Therapie	Bewegungstherapie, Hydrotherapie
Milchschorf ist eine Hauterkrankung, die bei Säuglingen im Alter von ca. 3–9 Monaten auftritt. Ihre Ursache ist eine noch nicht einwandfrei funktionierende Regulation der Fett- und Talgausscheidung.	**Ernährungstherapie**	möglichst 6 Monate stillen, Obstsäfte mit starkem Säuregehalt meiden
	Homöopathie	Calcium carbonicum D4, D6, D12, (D30), Sarsaparilla D2, D3, Silicea D3, D4, D6, D12, (D30), Viola tricolor Ø, D1, D2, D3
	Physikalische Therapie	Auflagen, Waschungen, Teilbäder, niedrig temperierte Bäder mit Kleie, Kamille, Zinnkraut oder Eichenrinde
	Pflanzenheilkunde	*innerlich:* Stiefmütterchen als Tee, ab 1. Lebensjahr: Borretschsamenöl, 1/2 TL in Nahrung einrühren,

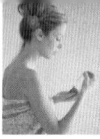
Milchschorf

äußerlich: Bittersüß in: Cefabene®
Salbe, Cardiospermum in: Halicar®
Salbe, Befelka® Öl,
nässende Stellen: Umschläge mit
Schwarztee, Eichenrinde

Windeldermatitis ist eine Entzündung der Haut im Windelbereich durch reizende Bestandteile von Urin und Kot sowie möglicherweise nachfolgender Keimbesiedlung.	**Ernährungstherapie**	Obstsäfte, Zitrusfrüchte, Tomaten, Erdbeeren ggf. meiden
	Homöopathie	Calcium carbonicum D4, D6, D12, (D30), Silicea D3, D4, D6, D12, (D30)
	Physikalische Therapie	Auflagen, Waschungen, Teilbäder, niedrig temperierte Bäder mit Kleie, Kamille, Zinnkraut oder Eichenrinde
	Pflanzenheilkunde	nässende Stellen: Umschläge mit Schwarztee oder Eichenrinde

Einnässen Beim Einnässen handelt es sich um eine unwillkürliche Blasenentleerung. Vor dem Abschluss des 5. Lebensjahres liegt normalerweise keine krankhafte Störung vor.	**Ernährungstherapie**	abends keine übergroßen Flüssigkeitsmengen zuführen
	Pflanzenheilkunde	Johanniskraut als Tee über mehrere Wochen, Extrakt 3-mal 5–10 Tropfen, Kneipp® Johanniskraut-Pflanzensaft, Enzian-Tinktur 20 Tropfen mittags und abends
	Homöopathie	Causticum D4, D6, D12, Equisetum hiemale D2, D3, Platinum D6, D12

| **Schlafstörungen** Schlafstörungen beim Säugling werden meist durch Ernährungsstörungen oder Reizüberflutung verursacht. Zwischen dem 3. und 12. Monat werden sie oft dem Zahnen zugeschrieben. Im späteren Kindes- und Jugendalter können Reizüberflutung, | **Ordnungstherapie** | Schutz vor Reizüberflutung, rhythmische Lebensweise, viel Bewegung, gegen Abend ruhigere Spiele, abends keine größeren, schweren Mahlzeiten, zwischenmenschliche Konflikte erkennen und beheben |
| | **Physikalische Therapie** | warme Vollbäder mit Baldrian, Melisse, dann kühle Abwaschung, auch kühle Wadenwickel |

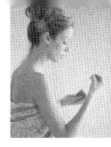

auch Drogen (Kaffee, Tee, Cola-Getränke) und ggf. Medikamente zu Schlafstörungen führen.

Pflanzenheilkunde	Baldrian als Tee, als Tinktur in Kräutertee oder in Kneipp® Baldrian Pflanzensaft Nerventrost, Melisse als Tee, Melissenwasser
Homöopathie	Ambra D3, D4, Chamomilla D6, D12, Ceffea D12, Cypripedium D3, D4, Hyoscyamus D4, D6, D12, Zincum metallicum D4, D6, D12
Entspannungsverfahren	Autogenes Training

Unruhe, Aggressivität
Nervöse Unruhe ist eine häufige Störung bei Kleinkindern. Bei Schulkindern ist sie oft mit Schulschwierigkeiten und Erziehungsproblemen vergesellschaftet. Mit vorübergehender Unruhe kann ein Kind auf jede Störung des inneren oder äußeren Gleichgewichts reagieren.
Aggresivität liegt meist in seelischen Problemen begründet.

Entspannungsverfahren	*unterstützend*: Autogenes Training
Physikalische Therapie	Wechselbäder, Wechselgüsse, kalte Kniegüsse, Sauna, warme Vollbäder mit Baldrian, Melisse oder Lavendel
Pflanzenheilkunde	Sedinfant®, Euvegal® N Tr.
Ernährungstherapie	phosphatarme Ernährung, Vollwertkost mit hohem Frischkostanteil und ohne Lebensmittelzusatzstoffe
Nährstofftherapie	Magnesium 200–400 mg, Kalzium 500–1000 mg, Zink 10–20 mg, Vitamin B6 10–100 mg, Vitamin C 1–2 g (Dosierung je nach Alter)
Homöopathie	Chamomilla D6, D12, Hyoscyamus D6, D12, Stramonium D6, D12

Appetitlosigkeit/Essunlust
hat bei Kindern viele Ursachen. Bei Kleinkindern und Kindern ist neben Infektionen die häufigste Ursache eine Art Trotzreaktion. Bei Pubertierenden gibt es noch die so genannte Anorexia nervosa.

Ernährungstherapie	abwechslungsreiche Kost, frisches Obst und Gemüse
Pflanzenheilkunde	Amara-Kombinationpräparate: Amara Tropfen Pascoe, Digestivum Hetterich®, Tausengüldenkraut als Tee
Homöopathie	Abrotanum Ø, D1, D2, China D2, D3

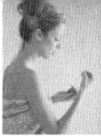

Wachstumsstörung Von Wachstumsstörung mit vermindertem Wachstum spricht man, wenn die Körpergröße deutlich unterhalb der Altersnorm liegt.	**Ernährungstherapie**	Vollwertkost mit hohem Frischkostanteil, bei Säuglingen bietet das Stillen günstigste Voraussetzungen
	Nährstofftherapie	Zink 5–25 mg (je nach Alter, einige Monate
	Physikalische Therapie	viel Sport, möglichst in frischer Luft
	Homöopathie	Calcium carbonicum D4, D6, D12, Calcium phosphoricum D4, D6, D12, Silicea D4, D6, D12
Lernschwierigkeiten Von Lernschwierigkeiten spricht man, wenn in der Schule nicht die Leistung erbracht wird, die dem Alter und Entwicklungsstand des Kindes entsprechen sollte.	**Ordnungstherapie**	rhythmischer Tagesablauf, genügend Zeit um zu toben, aggressive Impulse auszuleben und abzubauen, Konzentrationsspiele
	Nährstofftherapie	Multivitamin- und Mineralpräparate mit: Magnesium, Zink, Selen, Mangan, Molybdän, Vitamin C, B6, B12 E, Niacin, Beta-Karotin
	Homöopathie	Bufo D6, D12, Calcium phosphoricum D4, D6, D12, Cabonicum sulfuratum D12, Silicea D6, D12, Sulfur D6, D12

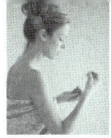

Krankheiten im Alter

Befund	Naturheilkundliche Therapien

Alterskrankheiten
Man bezeichnet bestimmte Erkrankungen als Alterskrankheiten, weil sie im Alter gehäuft vorkommen.

Entspannungsverfahren
Autogenes Training, Tiefenmuskelentspannung

Physikalische Therapie
lauwarme Ganzwaschungen, warme Fußbäder, Bürstenbäder, Luftperlbäder, Tautreten, Spazierengehen, Schwimmen, Rad fahren, Laufen, Gymnastik

Ernährungstherapie
viel Gemüse und Obst, wenig (mageres) Fleisch, reichlich Frischkost

Nährstofftherapie
Kombinationspräparate: Echtrovit®, Geriatron Pharmakon®

Pflanzenheilkunde
leichte Herzschwäche, koronare Herzkrankheit: Weißdorn in: Regulacor POS®, Crataegutt forte®, *Arteriosklerose:* Knoblauch roh, als Tinktur, als Knoblauchfrischsaft, Taigawurzel in Vital-Kapseln ratio®, Kaukafin®, Ginseng in: Ginsana® Ginseng, Ginseng Kneipp®

Homöopathie
Altersherz: Aurum D4, D6, Barium carbonicum D3, D4, D6, *Harninkontinenz:* Causticum D4, D6, D12, Hyoscyamus niger D6, D12, Plantago major Ø, D1

Heilfasten
hohes Lebensalter ist keine Gegenanzeige, Voraussetzung ist eine ausreichende geistige Leistungsfähigkeit

Mikrobiologische Therapie
oft liegt eine Dysbiose des Darmes vor, eine mikrobiologische Therapie kann viele Beschwerden verbessern

Weiterführende Literatur

Naturheilkunde allgemein:

Augustin/Schmiedel: Praxisleitfaden Naturheilkunde. Urban&Fischer (nur für Therapeuten geeignet)

Schmiedel/Augustin: Handbuch Naturheilkunde. Haug (das Nachschlagewerk für den Naturheilkundeinteressierten)

Akupunktur/Akupressur:

Gach, M.R.: Heilende Punkte. Akupressur zur Selbstbehandlung von Krankheiten. Knaur

Ausleitende Verfahren:

Mateja, R.; Haberhauer, N.: Die neue Aschner-Fibel. Ausleitende Verfahren für die Praxis. Haug

Ayurveda:

Chopra, D.: Die Körperseele. Grundlagen und praktische Übungen der Indischen Medizin. Knaur

Bach-Blütentherapie:

Bach, E.: Heile Dich selbst. Die 38 Bach-Blüten. Goldmann

Eigenbluttherapie, Eigenharntherapie:

Höveler, V.: Eigenbluttherapie. Eine Fibel für die Praxis. Haug

van der Kroon, C.: Urintherapie von A–Z. Tips und Ratschläge für die praktische Anwendung. vgs

Ernährung:

Körber von/Männle/Leitzmann: Vollwert-Ernährung. Haug

Kollath, W.: Die Ordnung unserer Nahrung. Haug

Schmiedel: Ernährungsmedizin in der Naturheilkunde. Urban&Fischer (nur für den Therapeuten oder sehr interessierten Laien)

Walb/Heintze/Lehmann: Original Haysche Trennkost. Haug

Wrede, J.: Leitfaden Makrobiotik. Haug

Heilfasten:

Buchinger sen., O.: Das Heilfasten und seine Hilfsmethoden als biologischer Weg. Hippokrates (der Klassiker)

Lützner, H.: Wie neugeboren durch Fasten. GU (das Buch zum Selberfasten)

Homöopathie:

Enders, N.: Homöopathischer Hausschatz. Haug

Enders, N.: Handbuch Homöopathie. Haug

Orthomolekulare Therapie:

Schmiedel, V.: Ernährungsmedizin in der Naturheilkunde. Urban&Fischer (nur für den Therapeuten oder sehr interessierten Laien)

Zimmermann/Schurgast/Burgerstein: Burgersteins Handbuch Nährstoffe. Haug (nur für den Therapeuten oder sehr interessierten Laien)

Neuraltherapie:

Dosch, P.: Wissenswertes zur Neuraltherapie. Haug

Ordnungstherapie:

Bircher-Benner, M.: Ordnungsgesetze des Lebens. Bircher-Benner-Verlag

Bruker, M.O.: Lebensbedingte Erkrankungen. emu-Verlag

Pflanzenheilkunde:

Ullmann, M.: Die große Hausapotheke: Heilpflanzen. Knaur

Vonarburg, B.: Natürlich gesund mit Heilpflanzen. Haug

Massage:

Rich, P.: Das große Buch der Massage. Naumann und Göbel

Wagner/Zenz: Ganzheitliche Säuglings- und Kindermassage. Haug

Physikalische Therapie:

Kneipp, S.: Meine Wasserkur/So sollt ihr leben. Ehrenwirth (der Klassiker)

Schleinkofer, G.: Gussfibel. Für die Schule und Praxis. DVA

Novotny, U.: Lust auf Sauna. Natürlich fit: So schwitzen Sie sich gesund und schön. TRIAS

Elektrotherapie:

Jenrich, W.: Grundlagen der Elektrotherapie. Urban&Fischer (nur für den Therapeuten oder sehr interessierten Laien)

Fußreflexzonentherapie:

Marquardt, H.: Reflexzonenarbeit am Fuß. Haug

Sauerstoff- und Ozontherapien:

Markus, M.: Heilen mit Sauerstoff. Ehrenwirth

Viebahn-Hänsler, R.: Ozon-Sauerstoff-Therapie. Ein praktisches Handbuch. Haug

Autogenes Training:

Hennig, M.: Autogenes Training. Ruhe und Kraft im Alltag. midena

Rauch, E.: Autosuggestion und Heilung. Die innere Selbsthilfe. Haug

Muskelentspannungstraining:

Johnen, W.: Muskelentspannung nach Jacobson. GU

Grünn, H.: Progressive Muskelentspannung. Entspannen kann so einfach sein.
2 Casetten

Yoga:

Trökes, A.: Das große Yoga-Buch. GU

Bell, R.: Yoga für jeden Tag. Mosaik

Über den Autor

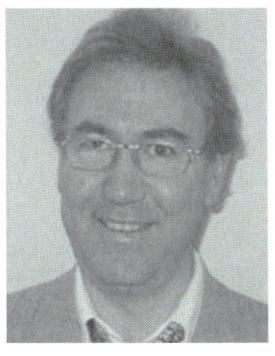

Dr. Volker Schmiedel

Facharzt für Physikalische und Rehabilitative Medizin. Zusatzbezeichnungen: Naturheilverfahren, Homöopathie. Seit 1996 Chefarzt der Inneren Abteilung der Habichtswaldklinik Kassel, einem überregionalen Rehabilitationskrankenhaus für Ganzheitsmedizin.

Dr. Schmiedel ist Mitglied des wissenschaftlichen Beirates der „Ärztegesellschaft für Erfahrungsheilkunde", leitet die Fortbildungen dieser Gesellschaft für die ärztliche Weiterbildung in Naturheilverfahren und war mehrere Jahre Vorsitzender des wissenschaftlichen Beirates des Deutschen Naturheilbundes (DNB).

Er ist regelmäßiger Autor der Zeitschrift „Der Naturarzt" und hat mehr als 100 Artikel zum Thema Naturheilkunde in Laien- und Fachzeitschriften veröffentlicht. Darüber hinaus hat er mehrere Bücher für Therapeuten bzw. für Laien zum Thema Naturheilkunde geschrieben bzw. herausgegeben z.B. den „Praxisleitfaden Naturheilkunden" für naturheilkundlich tätige Therapeuten und das „Handbuch Naturheilkunde" für den naturheilkundlich interessierten Laien.

Wenn Sie daran interessiert sind, einen kostenlosen monatlichen e-mail „Newsletter Naturheilkunde" zu abonnieren, so mailen Sie ein kurze Mitteilung an: boettger@habichtswaldklinik-ayurveda.de

Weitere interessante Internet-Adressen, in die Sie einmal hineinschauen sollten: http://www.habichtswaldklinik-ayurveda.de/de/innere.htm http://www.habichtswaldklinik-ayurveda.de/aktuell/index.htm

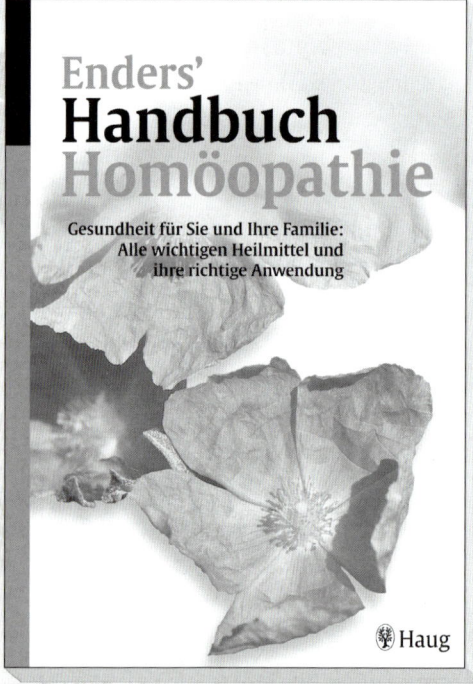
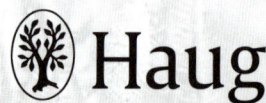